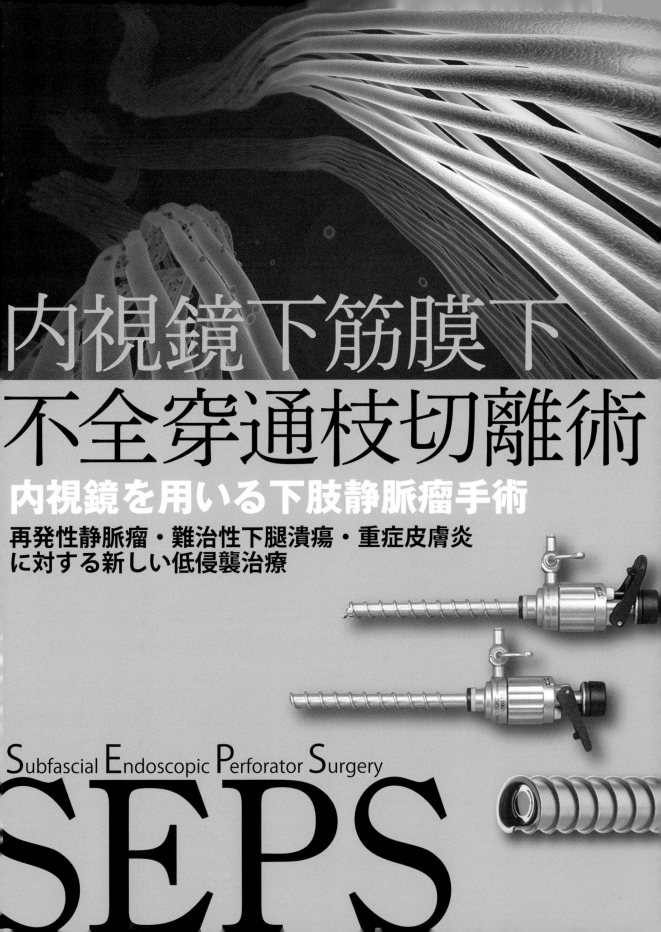

序

　内視鏡補助下の手術がこれほど発展するとは25年前に想像できたであろうか。1987年にフランスでMouretが試みた腹腔鏡下胆嚢摘出術が世界を変えたと言ってよい。Mouretは文章を残さなかったが、その成功を知ったDuboisやPerissatらの手によって低侵襲性の利点が欧州、米国に伝播し燎原の火のように世界中に広がった。日本においては1990年に初の胆嚢摘出術が山川によって行われた。1991年東京大学の出月教授により第一回内視鏡外科研究会が明治記念館で開催された。会場に入りきらない参加者の熱気と興奮に満ちた雰囲気に圧倒されたことを想い出す。第6回までは年に2回開催された。その間の適応拡大の波は想像以上に大きく、胃癌や結腸・直腸癌を始めとして消化器外科、泌尿器科、婦人科、心臓血管外科領域で新しい術式の報告が相次いだ。

　大動脈疾患にも前方あるいは後腹膜アプローチの血管置換術が報告され驚いた。それらの試みが一方で現在のステントグラフトの発展につながったと考えているが独断過ぎるであろうか。消化器外科から内視鏡外科手術を始めた私であったが、教室に末梢血管グループがあったことから内視鏡的アプローチを考えるようになった。1995年頃はVein harvestingの内視鏡的アプローチを利用して閉塞性動脈硬化症にIn situ bypassを試みた。しかし大伏在静脈周囲からの予想以上のリンパ液漏出があり断念することになった。その時の工夫が下肢静脈瘤の不全穿通枝処理に向かわせることになった。皮下静脈は簡単に体表からアプローチできるためストリッピングや硬化療法に無用な手術を持ち込むと抵抗も大きかった。しかし下腿潰瘍症例に対するLinton手術は数本の不全穿通枝を結紮するために長大な皮膚切開が加えられ、術後の創縁治癒に悩む患者さんの姿を見て、小さな創の内視鏡アプローチは評価されるであろうと確信し手技の工夫を行った。

　術式の結果は成功を予感させたが、次なる難関は日本の皆保険制度であった。術式として厚労省から承認されなければ保険診療はできない。まとめ役の春田直樹君も自由診療を行いながら保険診療に採用してもらえるためには、どこから着手してよいか分からず悩んでいた。手順として内視鏡外科学会から要望術式とし外保連に採用してもらい、一方厚労省には先進医療の申請をし、承認を得られれば限られた施設で術式の良さを検証して保険診療へ採用してもらうのが一番早いと判断した。永田英俊医師、春田直樹医師と一緒に厚労省保険局医療課に相談に行ったことが懐かしく思い出される。下肢静脈瘤患者の多さを考慮して先進医療として認められ保険診療への期待が膨らんだ。その後の内視鏡下静脈疾患治療研究会メンバーの術式改良の地道な努力は涙ぐましいものがあった。

　平成26年4月の診療報酬改定に合わせて内視鏡下不全穿通枝切除術が保険適応となった。本書はこの術式の安全な遂行と普及のために内視鏡下静脈疾患治療研究会のメンバーが分担執筆したもので刊行の意義は大きい。これにより、多くの下肢静脈瘤・下腿潰瘍患者が低侵襲手術の恩恵に浴せることになることを期待して発刊を慶びたい。

2016年1月　　国立病院機構東京医療センター名誉院長　**松本純夫**

執筆者一覧：内視鏡下静脈疾患治療研究会（JSEPS）五十音順

草川　　均	松阪中央総合病院胸部外科（現在松阪おおたクリニック）〈編集委員〉	
河野　邦江	島根大学皮膚科特別研究員　〈データ解析担当〉	
菰田　拓之	大雄会第一病院　創傷・血管センター	
佐戸川弘之	福島県立医科大学心臓血管外科	
篠崎　幸司	神戸掖済会病院外科　〈編集委員〉	
新原　　亮	三菱三原病院外科	
菅原　弘光	JR仙台病院外科	
武田　亮二	洛和会音羽病院脈管外科　〈編集委員〉	
田淵　　篤	川崎医科大学心臓血管外科	
永田　英俊	藤田保健衛生大学坂文種報徳會病院一般消化器外科学講座	
新原　寛之	島根大学皮膚科	
春田　直樹	たかの橋中央病院血管外科　〈JSEPS会長〉	
星野　祐二	済生会福岡総合病院血管外科	
松崎　賢司	NTT東日本札幌病院心臓血管外科	
松村　博臣	京都第二赤十字病院外科（現在洛西ニュータウン病院外科）	
松本　純夫	国立病院機構東京医療センター名誉院長　JSEPSスーパーバイザー	
松本　康久	まつもとデイクリニック	
森下　清文	市立函館病院心臓血管外科	
八杉　　巧	愛媛大学心臓血管外科	
保田　知生	近畿大学外科	

略語表

APG	air plethysmography	空気容積脈波法(装置)
CVI	Chronic venous insufficiency	慢性静脈不全症
DVT	Deep Venous Thrombosis	深部静脈血栓症
EVA	Endovenous Ablation	血管内焼灼術
EVLA	Endovenous Laser Ablation	血管内レーザー焼灼術
GSV	Great(er) Saphenous Vein	大伏在静脈
IPV	Incompetent Perforating Vein	不全穿通枝
LDS	Lipodermatosclerosis	脂肪硬化性皮膚炎
OPS	One Port SEPS	1ポートSEPS
PAD	peripheral artery disease	末梢動脈病変
PAPs	percutaneous ablation of perforators	経皮的穿通枝焼灼術
PS	partial stripping	部分ストリッピング術
SEPS	Subfascial Endoscopic Perforator Surgery	内視鏡下筋膜下不全穿通枝切離術
SFJ	Sapheno Femoral Junction	大伏在静脈大腿静脈接合部
SPJ	Sapheno Popliteal Junction	伏在膝窩静脈接合部
SSV	Small Saphenous Vein	小伏在静脈
ThPS-SEPS	Three Port System-SEPS	3ポートシステムSEPS
TPS-SEPS	Two Port System-SEPS	2ポートシステムSEPS

目次

1 慢性下肢静脈不全症 総論

- 1-1 慢性下肢静脈不全症の疫学 …………… 新原寛之、河野邦江　10
- 1-2 慢性下肢静脈不全症の病態生理 …………… 八杉　巧　16
- 1-3 表在静脈弁不全に対する外科治療の現状 …………… 松崎賢司　22
- 1-4 静脈うっ滞性難治性下腿潰瘍の鑑別診断 …………… 新原寛之　28
- 1-5 静脈うっ滞性皮膚病変の病態生理、皮膚潰瘍の治療
  …………… 菰田拓之　34
- 1-6 慢性静脈不全の治療における圧迫療法 …………… 保田知生　38

2 SEPSを行うための基礎知識

- 2-1 IPVの解剖
  …………… 春田直樹　48
- 2-2 SEPSの歴史とこれから（海外と日本）
  …………… 佐戸川弘之　58
- 2-3 SEPSの適応、評価法
  …………… 星野祐二　66

3 IPVの診断の実際

- 3-1 エコー
  - Ⅰ　IPVの同定と診断にはドップラーエコーが有用である
    …………… 篠崎幸司　72
  - Ⅱ　下肢静脈エコー　当院での工夫 …………… 武田亮二　76
  - Ⅲ　診断の世界標準と私の工夫 …………… 草川　均　82
- 3-2 静脈造影（Phlebography、Venography）…………… 八杉　巧　86
- 3-3 CT、MRV（MR Venography）…………… 保田知生　94
- 3-4 APG（Air Plethysmography；空気容積脈波法）… 田淵　篤　108

4 SEPSの術式 —pitfallも含めて

- 4-1 One Port SEPS
  - Ⅰ　OLYMPUS …………… 永田英俊、松本純夫　114
  - Ⅱ　ESDP 870 …………… 田淵　篤　120
- 4-2 Two Port System-SEPS
  - Ⅰ　EndoTIP®を用いたTPS-SEPS …………… 新原　亮　124
  - Ⅱ　XCELポートを用いたTPS-SEPS …………… 松村博臣　134
- 4-3 Three Port System-SEPS …………… 菅原弘光　140
- 4-4 腹臥位でのSEPS …………… 草川　均　148
- 4-5 SEPSを始めるうえでの苦労話 …………… 森下清文　152

5 症例提示

- 5-1 二期的植皮術を予定すべきであったC6症例 ……… 春田直樹 156
- 5-2 植皮術のタイミングが悪かったC6症例 ……………… 春田直樹 158
- 5-3 大きなうっ滞性下腿潰瘍に対し、SEPSを含めた静脈処理に引き続き、V.A.C.®療法、皮膚移植を行い、早期に治癒できた1例 …………………………………………… 草川　均 162
- 5-4 深部静脈病変に起因する下腿潰瘍に伴うIPVに対しSEPSが有効であった1例 ……………………………………… 草川　均 166
- 5-5 腹臥位でOPS＋SSV血管内レーザー治療を行った静脈うっ滞性潰瘍の1例 ………………………………………… 田淵　篤 168
- 5-6 SEPS術後に潰瘍治癒しなかった4症例の検討 ……… 田淵　篤 172
- 5-7 TPS-SEPSが奏功した静脈うっ滞性難治性下腿潰瘍の1例 ……………………………………………………… 新原寛之 178
- 5-8 SEPSの適応とならなかった下腿皮膚潰瘍症例 ……… 新原寛之 186

6 付録

- 6-1 SEPSの治療成績 … 新原寛之、河野邦江、篠崎幸司、草川　均 194
- 6-2 PAPs、UGSも含めたIPVへの治療の展望 ……… 星野祐二 200

1

慢性下肢静脈不全症 総論

1-1 慢性下肢静脈不全症の疫学

新原　寛之、河野　邦江

1-1-1. 下肢静脈瘤の疫学

　下肢静脈瘤の疫学調査は、海外において大規模な横断研究が実施されており、有病率やリスク要因に関する報告が複数存在する。有病率は、図1に示すように国によって異なるが、男性（6.8〜39.7％）、女性（24.6〜32.2％）であり、男性は発症率に人種差が見られる一方、女性はいずれも同様な罹患率であった[1)-5)]。

　調査方法は、視診による診察を実施した調査[2),5)]、質問票を用いた調査[3),4)]、トレンデレンブルグ試験による調査[6)]、全国調査データベースより下肢静脈瘤手術入院歴を抽出し指標とした調査[7)]など様々であり、対象年齢のばらつきもあり単純に比較することは難しい（表1）。

　海外からの報告において、下肢静脈瘤発症のリスク要因は家族歴、加齢、便秘、女性、肥満〔BMI（Body Mass Index）高値〕、DVT既往、活動性の低

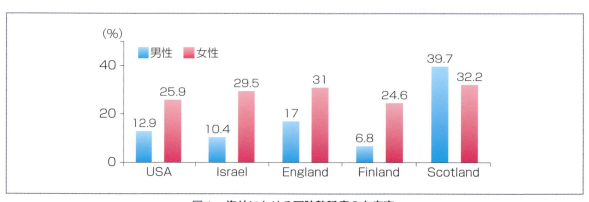

図1　海外における下肢静脈瘤の有病率

下[1),8)-11)]、コルセット使用歴[12)]、男性における教育歴、女性における肥満（BMI高値）[7)]、女性における貧血の有無[13)]などが報告されている（表2）。血縁関係にある兄弟姉妹に加えて配偶者間でも下肢静脈瘤になりやすいとの報告があり、遺伝以外の環境要因もリスク要因として考えられるとされている[7)]。また、リスク要因として長時間の立ち仕事歴[10),14)]を指摘する報告がある一方で、関係がないとの報告もある[15)-17)]。

　最近の研究では、歩行を伴わず長時間立位姿勢で行う仕事は、歩行を伴う立ち仕事よりリスクが高いとの報告がある[18)]。その理由として、長時間の立位がふくらはぎの筋肉のポンプ作用を減らして下腿血管内に血液の貯留を生じ、静脈弁に物理的負荷を加えて下肢静脈瘤形成を生じるからであるとしている。また、肥満がリスク要因となる原因は、肥満による負荷が下腿の深部静脈循環の妨げとなり、血管壁、静脈弁のシェアストレスを増大させるためと考察されている[19)]。

　本邦における下肢静脈瘤の疫学調査は表3のごとくであり、1990年の平井らによる報告が最初である。血管の拡張と蛇行を視診と触診で診断する調

表1　海外における下肢静脈瘤の有病率調査

国（年）	年齢（歳）	方法	判定基準
USA（1973）	＞10	診察	下腿に浮き出た血管
Israel（1981）	＞15	診察	膨張蛇行した血管（小静脈は除外）
England（1992）	35〜70	質問票	下肢静脈瘤がありますか？と質問
Finland（1995）	＞30	質問票	下肢静脈瘤と医師に診断されたことがありますか？と質問
Scotland（1999）	18〜64	診察	大小伏在静脈およびその第二分岐まで（トレンデレンブルグ試験でスクリーニング）

表2　下肢静脈瘤におけるリスク要因の調査

国（年）	対象	方法	リスク要因
England and Egypt（1969）	労働者（971名）	質問票、診察（GSVの触診）	コルセット着用
Denmark（2000）	下肢静脈瘤患者（5,940名）	下肢静脈瘤の入院治療歴	立ち仕事、職業
Scotland（2001）	既報告文献	文献のメタ解析	立ち仕事、肥満、妊娠、便秘
Scotland（2003）	一般住民（1,566名）	質問票、診察（トレンデレンブルグ試験によるスクリーニング）	家族歴、教育歴（男性）、肥満（女性）
Sweden（2012）	下肢静脈瘤患者（39,396名）	下肢静脈瘤の入院治療歴	家族歴（血縁者＞夫婦）
Korea（2012）	労働者（2,165名）	質問票（表在静脈が膨張蛇行し瘤形成した事があるか？）	立ち仕事、貧血（女性）

査方法により日本人女性の有病率は22%、リスク要因は加齢、女性、家族歴、妊娠歴と報告されている[6]。近年、本邦にて超音波装置を用いた静脈内逆流を調べる手法で、有病率調査が行われるようになり、都市部で行われた市民フォーラムの参加者を対象とした研究では、中高年の有病率が15%であると学会報告されている。われわれの最新の調査では、島根県中山間地域の高齢者318名（男性113人、女性205人）を対象とした疫学調査で有病率が20.1%（男性12.4%、女性24.4%）であった[19]。また、島根県内の離島地域では有病率が18.8%（男性19.5%、女性8.25%）と男女の有病率に地域差がみられている。同疫学研究においてアンケート調査から明らかとなったリスク要因は、工場勤務や調理師、レジ打ちなど長時間の立位姿勢が求められる立ち仕事（勤務5時間以上で歩行が極めて少ないもの）、肥満（BMI 25以上）、女性、加齢であった。OR（Odds Ratio；オッズ比）は、立ち仕事で1.96倍、肥満で1.14倍、女性で2.32倍、1歳年齢を重ねるごとに1.05倍高まる。さらに、リスク要因同士の相互作用を検討したところ、肥満と立ち仕事が重なることで下肢静脈瘤発症のORが3.42倍に増加しており、リスク要因が複数重なるとORが高まることが示された。

　以上のように、国内外の疫学調査から多数のリスク要因が報告がされているが、有病率の高い疾患であるが故に要因も単一ではない。

表3　本邦における下肢静脈瘤の有病率調査

報告者（年）	有病率	対象	方法	リスク要因
Hirai M et al (1990)	22%（女性）	541名（血管病のない患者、病院スタッフ、在宅高齢者）	血管の拡張と蛇行を視診と触診で診断	年齢、性、遺伝、妊娠
加賀山ら (2010)	15%（男性11%、女性16%）	302名（血管疾患の市民フォーラムに参加した男性88名、女性214名）	超音波ドップラー検査（duplex scan）による血管径、血流評価	不明
Kohno K et al (2014)	20.1%（男性12.4%、女性24.4%）	318人（男性113人、女性205人）	超音波ドップラー検査による血管径、血流評価	5時間以上の歩行を伴わない立ち仕事歴、25以上のBMI、女性、高齢

1-1-2. 本邦における静脈うっ滞性下腿潰瘍の疫学

　下肢静脈瘤による臨床分類の最重症は下腿潰瘍であるが、海外において下肢の難治性潰瘍の約85%に静脈うっ滞が関与しているとの報告がある[20]。本邦では、2006年の日本静脈学会による静脈うっ滞性潰瘍に関するアンケー

ト調査結果において、一次性静脈瘤に起因するもの(Ep)が77％と大半を占め、深部静脈血栓後遺症に起因し二次性静脈瘤を形成するもの(Es)が18％、先天性のもの(Ec)が5％であった[21]。また、静脈うっ滞性下腿潰瘍発症に表在静脈(superficial vein)が関与しているもの(As)が74％、深部静脈が関与しているもの(Ad)は17％、穿通枝静脈(perforating vein)が関与しているもの(Ap)は40％であったが、単一静脈異常によるものが60％を占め、他は種々の静脈不全の組み合わせによるものであった。本邦において、下肢静脈瘤の重症化にはIPVが大きく関与していると考えられる。

参考文献

1) Fowkes FG, Evans CJ, Lee AJ. Prevalence and risk factors of chronic venous insufficiency. Angiology 2001; 52: S5-15
2) Abramson JH, Hopp C, Epstein LM. The epidemiology of varicose veins. A survey in western Jerusalem. J Epidemiol Community Health 1981; 35: 213-217
3) Franks PJ, Wright DD, Moffatt CJ, Stirling J, Fletcher AE, Bulpitt CJ, et al. Prevalence of venous disease: a community study in west London. Eur J Surg 1992; 158: 143-147
4) Sisto T, Reunanen A, Laurikka J, Impivaara O, Heliovaara M, Knekt P, et al. Prevalence and risk factors of varicose veins in lower extremities: mini-Finland health survey. Eur J Surg 1995; 161: 405-414
5) Coon WW, Willis PW, 3rd, Keller JB. Venous thromboembolism and other venous disease in the Tecumseh community health study. Circulation 1973; 48: 839-846
6) Hirai M, Naiki K, Nakayama R. Prevalence and risk-factors of varicose-veins in Japanese women. Angiology 1990; 41: 228-832
7) Zoller B, Ji J, Sundquist J, Sundquist K. Family history and risk of hospital treatment for varicose veins in Sweden. Br J Surg 2012; 99: 948-953
8) Lee AJ, Evans CJ, Allan PL, Ruckley CV, Fowkes FG. Lifestyle factors and the risk of varicose veins: Edinburgh Vein Study. J Clin Epidemiol 2003; 56: 171-179
9) Jawien A. The influence of environmental factors in chronic venous insufficiency. Angiology 2003; 54: S19-31
10) Tuchsen F, Krause N, Hannerz H, Burr H, Kristensen TS. Standing at work and varicose veins. Scand J Work Environ Health 2000; 26: 414-420
11) Brand FN, Dannenberg AL, Abbott RD, Kannel WB. The epidemiology of varicose veins: the Framingham Study. Am J Prev Med 1988; 4: 96-101
12) Mekky S, Schilling RS, Walford J. Varicose veins in women cotton workers. An epidemiological study in England and Egypt. Br Med J 1969; 2: 591-595
13) Bahk JW1, Kim H, Jung-Choi K, Jung MC, Lee I: Relationship between prolonged standing and symptoms of varicose veins and nocturnal leg cramps among women and men. Ergonomics. 2012; 55(2): 133-9
14) Tuchsen F, Hannerz H, Burr H, Krause N. Prolonged standing at work and hospitalisation due to varicose veins: a 12 year prospective study of the Danish population. Occup Environ Med 2005; 62: 847-850
15) Maffei FH, Magaldi C, Pinho SZ, Lastoria S, Pinho W, Yoshida WB, et al. Varicose veins and chronic venous insufficiency in Brazil: prevalence among 1755 inhabitants of a country town. Int J Epidemiol 1986; 15: 210-217
16) Stvrtinova V, Kolesar J, Wimmer G. Prevalence of varicose veins of the lower limbs in the women working at a department store. Int Angiol 1991; 10: 2-5
17) Scott TE, LaMorte WW, Gorin DR, Menzoian JO. Risk factors for chronic venous insufficiency: a dual case-control study. J Vasc Surg 1995; 22: 622-628
18) Bahk JW, Kim H, Jung-Choi K, Jung MC, Lee I. Relationship between prolonged standing

and symptoms of varicose veins and nocturnal leg cramps among women and men. Ergonomics 2012; 55: 133-139
19) Kohno K, Niihara H, Hamano T, Takeda M, Yamasaki M, Mizumoto K, Nabika T, Morita E, Shiwaku K. Standing posture at work and overweight exacerbate varicose veins: Shimane CoHRE Study. J Dermatol(In Press)
20) Tam M, Moschella SL. Vascular skin ulcers of limbs. Cardiol Clin. 1991; 9: 555-563
21) 太田 敬、松尾 汎、小谷野憲一、佐戸川弘之、八巻 隆（日本静脈学会 静脈疾患サーベイ委員会）。静脈鬱滞性潰瘍（Venous ulcer）─本邦における静脈疾患に関するSurvey Ⅸ─。静脈学。2006; 17: 251-257

1-2

慢性下肢静脈不全症の病態生理

八杉　巧

1-2-1. はじめに

　下肢のCVIは、静脈うっ滞を主とする静脈還流障害の部分症ととらえられるが、明確な定義はやや困難で、症状や徴候と合わせて臨床的に用いられる用語であり、急性静脈血栓・塞栓症、静脈外傷を除くすべての静脈障害と関連があると考えてよい。CVIで最も重症であるのは、DVTおよびDVTの長期にわたる合併症であるPTSである。DVT患者の20〜40％が急性DVT後1〜2年以内にPTSへ移行するといわれている。一方、CVIの所見は下肢浮腫の他に皮膚症状としてのLDS、潰瘍など多岐にわたり、CEAP分類（Clinical manifestation, Etiology, Anatomic distribution, Pathophysiology）のclinical class 3, 4, 5, 6のいずれの病期にも存在しうる慢性の病態である。以上のことからCVIの原因はDVTなどの静脈障害、または静脈弁機能不全による静脈高血圧症（Venous hypertension）によるといえる。したがって、下肢静脈瘤の診療・治療戦略の立案においては「静脈不全の程度」と「不全の局在」を見極めることが重要である。血行動態と局所病態を中心に静脈不全症について解説する。

1-2-2. 各病態における腓腹筋ポンプ機能の差異と症状の発現

　腓腹筋ポンプ機能（calf pump function）は、立位にて重力に抗して静脈血を還流するための重要な役割を担っている。表在静脈（superficial vein）、深

部静脈、交通枝静脈(communicating vein)、穿通枝静脈(perforating vein)の弁に異常があればポンプ機能が妨げられる。正常肢では足部の静脈圧(80～100mmHg)は、10～20秒の足関節運動によるポンプ機能によって80～90％減少し、20～35秒後に静脈血が再充満して静止圧に復する。この再充満時間は各種病態で短くなり、静脈還流が障害を受ける[1]。

(1)表在静脈か交通枝静脈に弁不全が存在すると再充満は速くなる。すなわち、足関節運動を行ってもすぐに静脈圧が元の圧まで上がってしまう。ただし、表在静脈不全と交通枝静脈不全では、腓腹筋ポンプの対処様態が異なる(図1a, b)。図1のaとbを対比するとうっ滞性皮膚病変におけるIPVの意義がよく理解できる。

[1a]：表在静脈不全があると、血液は表在静脈内を逆流、下行するが交通枝静脈、穿通枝静脈が正常であると腓腹筋ポンプが付加的に働き、足関節運動により下肢静脈圧を40～70％下げるよう対処する。したがって単純な表在性下肢静脈瘤では一般に静脈性潰瘍は生じない。

[1b]：下腿筋ポンプ領域の交通枝静脈、穿通枝静脈そのものに不全があると、交通枝静脈が拡張し、腓腹筋運動によって表在静脈の逆流や血流量が増加する。すなわち、交通枝静脈の拡張や弁不全は、部分的には下肢静脈瘤の素因であるといえる。足関節運動による下肢静脈圧の減少は10～50％にすぎない。

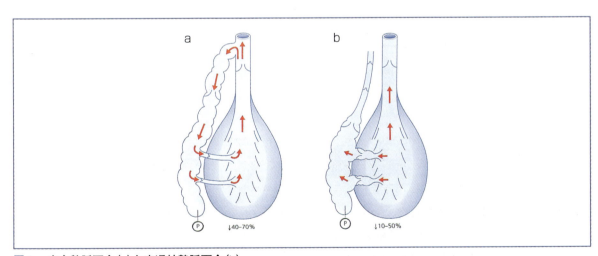

図1　表在静脈不全(a)と交通枝静脈不全(b)
a：表在静脈不全があると、血液は表在静脈内を逆流、下行するが交通枝静脈、穿通枝静脈が正常であると腓腹筋ポンプが付加的に働き、足関節運動により下肢静脈圧を40～70％下げるよう対処する。したがって単純な表在性下肢静脈瘤では一般に静脈性潰瘍は生じない。
b：下腿筋ポンプ領域の交通枝静脈不全は、通常DVTに引き続いて起こるが、交通枝静脈そのものに不全があることもあり、その場合は交通枝静脈が拡張し、腓腹筋運動によって表在静脈の逆流や血流量が増加する。すなわち、交通枝静脈の拡張や弁不全は、部分的には下肢静脈瘤の素因であるといえる。足関節運動による下肢静脈圧の減少は10～50％にとどまる。
(文献1より改変)

(2) 深部静脈に閉塞があると足関節運動を行っても表在静脈圧の減少はわずかで、腓腹筋が収縮している間も実際の足部静脈圧は静止時より上昇していることもある（図2）。

(3) CVIがあると静脈血流は足関節運動により深部静脈内を「ヨーヨー」のように行き来する（図3a）。さらにIPVが存在すると、運動により穿通枝静脈内でも静脈血流は行き来し、運動負荷を課しても下腿静脈圧の減少はわずかでしかない（図3b）。

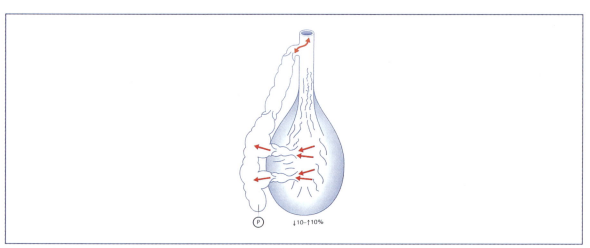

図2　深部静脈流出障害（DVT）
DVTでは腓腹筋ポンプ内の圧上昇で上行性の拡張性負荷をかけ、部分的に深部静脈の側副血行の役割を担っている交通枝静脈に二次的に弁不全を引き起こす。足関節運動による下肢静脈圧の減少はごくわずかか、上昇することもある。

（文献1より改変）

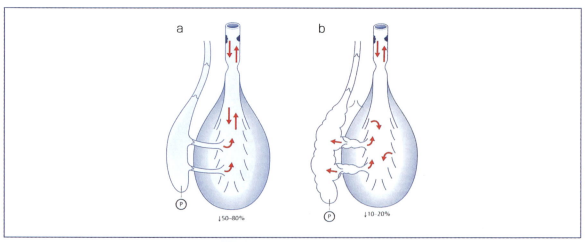

図3　CVI　腓腹筋ポンプの代償（a）と交通枝静脈拡張がある場合（b）
a：CVIにおいて腓腹筋ポンプは駆出力を上げるという代償作用によって、足関節運動により下肢静脈圧を50～80%下げる。
b：下腿筋ポンプ領域に交通枝静脈拡張や不全があると、腓腹筋ポンプ代償効果が弱まり駆出力が低下するため足関節運動による下肢静脈圧の減少はわずか10～20%となる。

（文献1より改変）

(1)〜(3)の機転はすべて静止静脈圧の持続的上昇の原因となり、下腿細静脈・毛細血管の静水圧上昇を引き起こして血管からの浸出、滲出を増長させる結果となる。これらの現象は、古典的には"stretched pore phenomenon"と呼ばれる[2]。細静脈圧が上昇して内腔が拡大し、内皮細胞間隙が開くために蛋白をはじめとする高分子物質が血管外に漏出して間質液の蛋白濃度が上昇する。結果の症状として浮腫を来したり、易感染性状態となる。

1-2-3. うっ滞性皮膚病変局所の病態病理

下肢の静脈性潰瘍の発生頻度は、1-1.5%であるが、80歳以上では5%である[3,4]。しかも20%は2年で治癒が得られず、8%は5年でも治癒が得られないという厄介な病態である。CVIに関するAVF(American Venous Forum)のガイドラインで「持続する静脈高血圧症はCVIの主原因である。(GL 1.4.0)」と「CVIにおいて皮膚微小循環での静脈高血圧症は、高分子物質と赤血球の血管外漏出を来し、炎症性機転を惹起させる。(GL 1.5.4)」は、推奨度Aとされている。

CVIは臨床的見地からは、持続する静脈高血圧症の二次的障害としての慢性炎症と解釈される。炎症機転惹起の仮説として現在有力であるのは、「炎症の一次障害は、高分子物質（フィブリノゲン、α_2マクログロブリン）と赤血球が血管外に漏出し、皮膚組織の間質へ移行することである。」というものである[5]。

間質へ漏出した赤血球崩壊産物と蛋白は強力な炎症シグナルを発し、白血球の活性化を促す。その結果サイトカイン系が活性化され、微小循環系の内皮細胞でICAM-1(intercellular adhesion molecule-1)の発現が増加することがCVI患者の皮膚生検組織の血管で認められている[6]。ICAM-1は75〜115kdの糖蛋白で、主に血管内皮細胞に発現を認め、そのリガンドであるLFA-1を有する白血球との接着に関与するIgスーパーファミリーに属する分子である。IFN、IL-1、TNF等の炎症性サイトカインにより発現が増強される。一方、白血球から分泌されるTGF-β1(transforming growth factor β1)は、皮膚の線維芽細胞と結合して皮膚の線維化を増悪させ、細胞外基質蛋白の産生も促進する[1]。これらサイトカインによる反応はすべて皮膚うっ滞性潰瘍を悪化させ、治癒を遅延させる。根源に静脈うっ滞による静脈高血圧症が存在するので、CVIの治癒を目指すなら抗炎症治療、保存療法だけでは不完全で、静脈うっ滞を解剖学的に（外科的に）除去しなければならないのである。

1-2-4. まとめ

　DVTを原因とするCVIなどでは圧迫療法などの保存療法が基本であり、必須であるが、一次性下肢静脈瘤やCVIも含めてIPVが存在する場合(図1 b, 3b)は腓腹筋ポンプ機能に期待しても十分な効果が得られず、IPVそのものの処理が必要となってくる。SEPSの「出番」がそこにあるのである。

　CVIの保存療法をしつつ経過をみた場合、CVI悪化の要因として、下腿内側の穿通枝静脈の数や口径の増大、穿通枝静脈逆流が重要であるとされる。CVIの臨床的重症度が高くなるほどIPVの割合は高くなり、CEAP分類 C2およびC3では52％、C4では83％、C5およびC6では90％にIPVを認める[7]。

　術前に表在静脈不全とともにIPVが存在する場合、ストリッピングなどの表在静脈の処理のみ行った場合、約20％で術後に穿通枝静脈不全が残っている。したがって、うっ滞性皮膚病変を有するような重症例では病態生理を十分に勘案して当初の治療として、表在静脈逆流の治療＋IPV処理が必要である。

　低侵襲で潰瘍から離れた部位から手術を施行できるSEPSの重要性を認識して、保存療法とともにCVIの「集学的治療」を行うべきである。

参考文献
1) Handbook of Venous Disorders 3rd Ed. Guidelines of the American Venous Forum: 47-69 Edited by Gloviczki P. Edward Arnold Ltd 2009
2) Pappenheimer JR: Passage of molecules through capillary walls. Physil Rev 33: 387; 1953
3) Callam MJ: Prevalence of chronic leg ulceration and severe chronic venous disease in western countries. Phlebology 7(Suppl 1): 6-12, 1992
4) Nelzen O, Bergqvist D et al: Chronic leg ulcers: an underestimated problem in primary health care among elderly patients. J Epidemiol Community Health 45: 184-187, 1991
5) Higley HR, Kassander GA et al: Extravasation of macromolecules and possible trapping of transforming growth factor-β1 in venous ulceration. Br J Surg 132: 79-85, 1995
6) Peschen M, Lahaye T et al: Expression of the adhesion molecules ICAM-1, VCAM-1, LFA-1, and VLA-4 in the skin is modulated in progressing stages of chronic venous insufficiency. Acta Derm Venereol 79: 27-32, 1999
7) Stuart WP, Allan PL et al: The relationship between the number, competence, and diameter of medial calf perforating veins and clinical status in healthy subjects and patients with lower-limb venous disease. J Vasc Surg 32: 138-143, 2000

1-3 表在静脈弁不全に対する外科治療の現状

松崎 賢司

1-3-1. はじめに

　表在静脈（superficial vein）弁不全は静脈うっ滞性皮膚障害の最も多い原因病態である。GSVの弁不全やSSVの弁不全が一般的であり、前者の占める割合のほうが高い。その外科治療について概説する。EVAを含め、現在本邦で保険適用となっている治療を対象とした。

1-3-2. 伏在静脈抜去術

　従来より標準治療として行われてきた術式である。内出血や術後疼痛などからEVAにとってかわられる傾向にあるが、TLA（tumescent local anesthesia）を併用すること等で上記合併症を軽減でき[1]、かつ形態的にEVAで対応できない病変もあり、現在も標準治療のひとつであることに変わりはない。

(1) GSV

　卵円窩付近に小切開をおき、SFJの合流部で分枝を処理、GSVをHL（high ligation；高位結紮）したのち、その末梢をストリッパーを用いて抜去する、HL & strippingが一般的である。HLのみでは再発率が高く、HL単独で治療を終えるべきではない。

　抜去範囲はひざ下までの部分的抜去、逆流範囲の選択的抜去、足関節部位からの全抜去などがある。伏在神経（saphenous nerve）障害の危険を考え部分的抜去が一般的である。抜去法にはストリッパー先端にロッドを装着する

バブコック法と静脈自体を内翻させ抜去する内翻式があるが後者が一般的である（図1）。

(2) SSV

SSVのHLはGSVほど容易ではない。SPJはSFJにくらべてバリエーションが多く、脛骨神経も近いことがHLを躊躇させる要因である。エコーガイドでSPJを同定することも推奨されているが[1]脛骨神経障害を予防しうるものではない。筆者も含めて、'low ligation'で対応している外科医が多いのではないだろうか。遠隔期の再発が問題になりうるため、理想的にはGSV同様HLが望ましい。また、抜去に際しては腓腹神経（sural nerve）障害も問題となる。腓腹神経もまた、その走行にバリエーションが多い。下腿中枢1/3では離れていることが多いがより尾側になるとその障害の危険は高まる[2]。以上のように、神経障害の問題もあるため、HLの有無や抜去範囲などGSVほど一定の見解はないものと思われる。ただし、ligation、特に'low ligation'の場合は単独では再発必須であり、抜去か最低限末梢の本幹硬化療法は併用すべきではないだろうか。

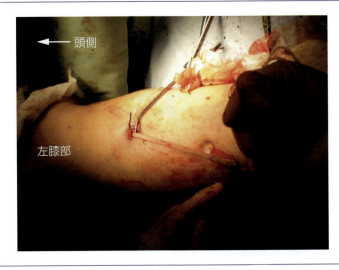

図1　内翻式GSV抜去術中写真

1-3-3. EVA

本邦では2010年に波長980nmのダイオードレーザーによる下肢静脈瘤血管内焼灼術が初めて保険適用となった。これに伴い、日本静脈学会を含めた

6学会により、血管内レーザー焼灼術実施・管理委員会が作られ、実施基準、治療ガイドライン[3]が公表されている。2014年、RFA（Radiofrequency Ablation；ラジオ波焼灼術）が保険適用となり上記組織も下肢静脈瘤血管内焼灼術実施・管理委員会と改称された。EVAの歴史的背景他はガイドライン他を参照されたい。治療適応・除外基準については表1，2の如く規定されている。EVAは従来の抜去手術と比べて静脈閉塞率で差はなく、かつ術後合併症は少ないとされる。皮膚障害例についてもEVAであろうと抜去術であろうとどちらでもよいものと思われる。

(1) GSV

使用するデバイスにもよるが一般的な手順は以下のとおりである。GSV内にシースを入れ、焼灼カテーテルをGSVの第一分枝（浅腹壁静脈）のやや

表1　EVAの適応基準

EVAの適応
深部静脈が開存している
伏在静脈径が4mm以上
伏在静脈径10mm以下を推奨
有症状またはうっ滞性皮膚炎
SFJに弁不全があるかDodd穿通枝の存在

（文献3より）

表2　EVAの適応除外基準

EVA適応除外基準
CEAP分類のC1
DVTを有する、あるいは既往がある
動脈性血行障害
歩行困難例
多臓器障害・DIC（播種性血管内凝固症候群）状態
経口避妊薬/ホルモン剤の内服
重篤な心疾患
ショックまたは前ショック状態
妊娠の疑われる例
ステロイド療法中
ベーチェット病
骨粗鬆症治療薬（ラロキシフェン）、多発性骨髄腫治療薬（サリドマイド）服用中
血栓性素因

（文献3より）

下に合わせる、TLAをGSV周囲に十分にうつ、焼灼する、深部静脈が問題ないか確認する。これらの操作は大半がエコーガイドに行われる。術後はEHIT（endovenous heat induced thrombosis）がないか72時間以内に確認する。

(2) SSV

SSVであってもEVAの適応とすることは可能である。ただし、脛骨神経と腓腹神経障害には十分な注意や術前説明が必要である。基本的に膝窩部位（SSVが深部方向に落ち込む部位の手前くらい）からの焼灼にすることと、TLAを十分にうつことが脛骨神経障害予防につながる。腓腹神経は十分なTLAと尾側まで焼灼しないことがその予防につながるが完全な予防法はないと思われる。これら神経障害は抜去手術も同様のリスクがある。筆者はSSVについてはEVAを選択するようにしているがその判断は施設や施行医によって分かれるものと思われる。術後EHITはGSVよりも判定困難な場合がある。腹臥位のエコーでは膝窩静脈（popliteal vein）がつぶれていることもあり、立位を併用するとわかりやすい。

1-3-4. 本幹硬化療法

HLを加えての本幹硬化療法（エコーガイドやカテーテルガイド）と完全なカテーテル本幹硬化療法がある。これらの治療は若干再疎通が多いことと、静脈血栓塞栓症や視覚障害、片頭痛など神経障害も起こりうることが問題である[3]。上述の抜去手術やEVAほど一般的ではないと思われる。ただし、TLAが不要で出血合併症はほとんどない。よって超高齢者で抗凝固療法をうけているなど出血リスクがとりわけ高い場合などは一考の価値があるものと思われる。

1-3-5. SEPSは同時施行すべきか？

表在静脈手術とSEPSの大きな違いは必要とする麻酔である。表在静脈手術は抜去術も含めすべてTLA、局所麻酔単独手術が可能であるが、SEPSは局所麻酔のみでは不可能である。腰椎麻酔か全身麻酔が必要である。このことは外来SEPSが困難であることを意味し、昨今の静脈瘤手術のday surgeryのながれとは逆行する。皮膚潰瘍やうっ滞性の脂肪皮膚硬化があって

も入院したくないと訴える患者は少なくない。この場合、筆者は外来で治療可能な表在静脈手術を行ったうえで、皮膚病変の改善が見られない、もしくは再発する場合に入院SEPSを勧める方針としている。一方でEndo Tip®を用いた春田らのSEPSの合併症は低く、術式としての完成度も高い[4]。よって、麻酔以外に同時手術を躊躇する要素はあまりないと思われる。筆者は入院可能な患者に関してはなるべく同時施行するようにしている。静脈潰瘍治療のガイドライン[5]では表在静脈弁不全と、病変皮膚直下のIPVについてはSEPSとの記載ではないものの、いずれも治療をすべきとしている。一期的か表在先行で必要時に二期的に行うかはどちらでもよいとされている。よって一期的か二期的かについても施設・施行医の方針で決めてよいものと考える。一期的に行う場合の順序についても特に推奨があるわけではない。筆者はSSVの場合は腹臥位でSSVの処理を先行させ仰臥位に戻してSEPSを施行するようにしている。GSVの場合はSEPSを先にしてその後GSVの処置を行うようにしている。

参考文献

1) Iafrati MD and O'Donnell, Jr, TF. Varicose vein: Surgical treatment Rutherford Vascular Surgery 7th edition 2010; 858-869
2) Kerver AL, van der Ham AC, Theeuwes HP, et al The surgical anatomy of the small saphenous vein and adjacent nerves in relation to endovenous thermal ablation. J Vasc Surg 2012; 56: 181-8
3) 佐戸川弘之、杉山 悟、広川雅之ほか 下肢静脈瘤に対する血管内治療のガイドライン。静脈学 2010; 21: 289-309、
4) 春田直樹、新原 亮。内視鏡下筋膜下不全穿通枝切離術：EndoTIP cannulaを用いた2ポート式内視鏡下筋膜下不全穿通枝切離術。静脈学 2011; 22: 63-67
5) O'Donnell TF Jr, Passman MA, Marston WA, et al Management of venous leg ulcers: clinical practice guidelines of the Society for Vascular Surgery® and the American Venous Forum. J Vasc Surg. 2014; 60(2 Suppl): 3S-59S

1-4

静脈うっ滞性難治性下腿潰瘍の鑑別診断

新原　寛之

1-4-1. 難治性下腿潰瘍の鑑別とベイズの定理

　難治性下腿潰瘍の鑑別となる疾患には実に多数の疾患がある（表1）。治療方針は適切な鑑別のもと確定診断されたうえに決定されなければならないが、その都度それらすべての疾患の鑑別にあらゆる検査を行うことは実臨床上非現実的である。近年、内科診断学においてベイズの定理をもとに感度・特異度から導き出される、疾患の鑑別に有用な検査を数値化する考え（尤度比）が浸透してきている。つまり、検査後確率は検査前確率に尤度比を掛け合わせるとするもので以下の式であらわされる。

ベイズの定理

　　検査前確率×尤度比＝検査後確率

　この検査前確率は概ね鑑別したい疾患の有病率に近似し、問診によって特異的症状の有り無しを加えて上下する。これに尤度比の高い検査を組み合わせることで検査後確率を上げていく[1]。この考えにのっとって難治性下腿潰瘍を鑑別していく場合に、検査後確率が高くなる条件には、検査前確率が高いか尤度比が高い必要が生じる。検査前確率は有病率に近似できるので、有病率が高い疾患が検査後確率が高い一つの条件となる。例えば、ある特定の身体所見や検査所見が疾患確率を30％だけ高めることが判明しているとしても（尤度比は5に相当する）、検査前確率が10％程度であればその疾患である確率は30％＋10％＝40％程度である。しかし、検査前確率が50％であれば検査後確率は50％＋30％＝80％であり、より診断に近いと判断できる。尤度比は例えば2、5、10でそれぞれ15％、30％、45％で疾患の可能性を上げる（図1）。

表1　難治性下腿潰瘍鑑別表

〈血管障害性〉

1）動脈性
　閉塞性動脈硬化症（ASO）、閉塞性血栓血管炎（Buerger病）、高血圧性潰瘍（Martorell）
　Werner症候群

2）静脈性
　下肢静脈瘤、静脈塞栓、血栓性静脈炎

3）血管炎性
　壊死性血管炎
　皮膚アレルギー性血管炎
　膠原病疾患由来
　　結節性動脈炎（PN）、リベド血管炎、リベド血管症、強皮症、SLE、シェーグレン症候群、ベーチェット病、
　　関節リウマチ、Felty症候群、抗リン脂質抗体症候群
　ANCA関連血管炎
　　顕微鏡的多発血管炎、Wegener肉芽腫、アレルギー性肉芽腫性血管炎
　その他
　　壊疽性膿皮症、白血球破砕性血管炎

4）動静脈吻合
　先天性、外傷性

5）虚血性
　瘢痕性、放射線皮膚炎

6）リンパ管性
　リンパ浮腫、Milroy syndrome

〈神経障害性（知覚障害による外傷性潰瘍である場合が多い）〉

　糖尿病、神経炎、脊髄ろう、脊髄空洞症、末梢神経障害、脊髄損傷

〈外因性〉

　褥瘡、熱傷、凍傷、掻爬性（結節性痒疹など）
　化学熱傷：酸、アルカリなど
　自己誘発性（自傷）
医原性
　消毒薬による接触性皮膚炎、過多のステロイド剤局注
　点滴漏れ
　薬疹

〈腫瘍性〉

有棘細胞癌、皮膚悪性リンパ腫、転移性皮膚癌、メラノーマ、血管肉腫、イチゴ状血管腫

〈感染性〉

1）一般細菌
　壊死性筋膜炎、ガス壊疽、炭疽、野兎病、熱帯潰瘍、メレニー潰瘍
　侵蝕性潰瘍

2）抗酸菌
　結核菌（尋常性狼瘡、皮膚腺病、バザン硬結性紅斑）
　非結核性抗酸菌症（ブルーリ潰瘍、プール肉芽腫）

3）真菌症
　深在性真菌症（スポロトリコーシス、クロモミコーシス、深在性皮膚カンジダ、黒色真菌症、ムコール症、アスペルギルス症、ノカルジア症）
　輸入深在性真菌症（コクシジオイデス症、ヒストプラズマ症、ブラストマイコーシス）、表在性真菌症

4）ウイルス性
　帯状疱疹、単純疱疹

5）その他
　梅毒（ゴム腫、硬性下疳）、軟性下疳、リーシュマニア、アメーバ症

〈代謝性〉

　糖尿病
　糖尿病性壊疽、糖尿病リポイド類壊死症

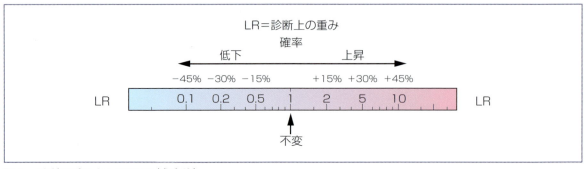

図1 診断の重みとしてのLR（尤度比）

（引用：マクギーの身体診断学）

　表1の鑑別疾患の中で疫学調査のなされているものや難病疾患に指定されている疾患は、有病率を算定することができる。下肢静脈瘤は、本邦における疫学調査から約20%であることがわかっている[2]。さらに生活習慣病の結果生じやすくなるPADは、米国国民健康栄養調査によると40歳以上の任意抽出集団2,174人の内、50～59歳で2.5%、70歳以上で14.5%が罹患しているとされている[3]。それら2疾患は発症のリスクファクターも調べられており、下肢静脈瘤において肥満、長時間立位の立ち仕事従事歴、BMI高値、女性、高齢であり[2]、PADにおいては糖尿病、喫煙歴、高齢者であり、問診の際に参考とする[4]。一方で潰瘍形成する可能性のある疾患でANCA関連血管炎があるが、それらは有病率が結節性多発動脈炎または顕微鏡的多発血管炎で0.004%、チャーグ・ストラウス症候群で0.0013%、ウェゲナー肉芽腫症で0.0011%であり[5]、下肢静脈瘤や特に高齢者のPADがいかに有病率（≒検査前確率）が高い疾患であるかがわかる。他の鑑別疾患においては詳細な有病率が不明であるが、下肢静脈瘤やPADは頻度の高い重要な疾患であると言える。さらに、それらの発症リスクファクターは増加する生活習慣病や高齢化にて今後も増加することが予想されることから、難治性下腿潰瘍の患者を診察する場合に鑑別する疾患として今後も増加しうる最重要疾患であると言える。

1-4-2. 難治性下腿潰瘍の診療ストラテジー

　難治性下腿潰瘍の診療ストラテジーを図2に示す。このストラテジーでは表在静脈瘤の有無を視診で判断していることからアルゴリズムが開始しているが、体型によっては静脈瘤が視診上目立たない場合もあり、腓返り、下肢

倦怠感などの下肢静脈瘤に比較的高頻度に随伴する症状の訴えが問診にて確認できたら、積極的にエコーを当ててみる事が重要である。また、潰瘍の原因を検索するにあたり、潰瘍の臨床所見も参考となる。

◆動脈虚血性に生じた潰瘍：潰瘍辺縁の正常皮膚が突然打ち抜かれたような潰瘍形成をしている場合が多い。

◆静脈うっ滞性潰瘍：潰瘍辺縁の浮腫やうっ滞性皮膚炎をほとんどの症例で伴っており、皮膚炎を伴った潰瘍の辺縁は長期間の炎症による褐色の炎症後色素沈着を伴っている。

◆リンパうっ滞性潰瘍：皮膚炎の結果潰瘍に至った場合は潰瘍辺縁の色素沈着や瘙痒を伴うが、下肢全体にわたる強い浮腫がある場合には、軽微な外力での表皮の破綻、皮下出血などが生じやすくなり、長期にわたる皮膚炎の結果生じる潰瘍と比較して潰瘍の辺縁は色素沈着が目立たないことが多い。しかし、PADや下肢静脈瘤は今後増加が見込まれるので、それらの混在した病態としてアトラスで見かけるような典型的潰瘍所見を呈しにくくなる可能性が今後予測される。

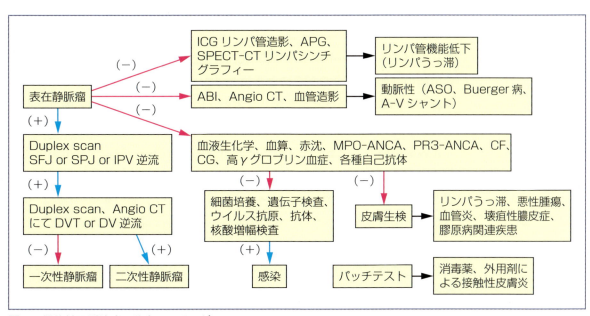

図2　難治性下腿潰瘍の診療ストラテジー
CF：cryofibrinogenemia、CG：Cryoglobulinemia
(内視鏡下筋膜下不全穿通枝切離術および植皮術が有用であった静脈うっ滞性潰瘍の1例　水本 一生、新原寛之、森田栄伸、春田直樹　西日本皮膚科71巻3号 Page260-264、一部改変)

1-4-3. 難治性下腿潰瘍の鑑別の検査法

　下肢静脈瘤の診断におけるゴールドスタンダードは超音波エコーであり、国際的に診断基準が提唱されている[6]。PADの診断はTASC IIで提示されているようにABI(Ankle Brachial pressure Index；足関節/上腕血圧比)を基準に行い、ABI＜0.9で診断されるが、0.9＜ABI＜1.4であったとしても喫煙歴、糖尿病罹患歴、高齢者などでPADを強く疑う場合はトレッドミルを施行して、運動後ABIが低下するようであればPADの診断となる。また、トレッドミルが下肢疼痛、筋力低下などの理由で施行が困難であれば造影CT、血管造影も有用である。造影検査が造影剤アレルギーや喘息など施行困難であれば単純MRAも検査として有用である。

　まずは下肢静脈瘤とPADを否定されるまで十分に鑑別することが、難治性下腿潰瘍の鑑別には重要である。難治性下腿潰瘍の診療ストラテジーとして図2が参考となる。さらに近年の高齢化に伴って膝関節症や脊柱管狭窄症などの疾患を背景とするロコモティブシンドローム患者が増加しており[7]、下肢筋力低下を来して下肢リンパ管機能低下からリンパうっ滞を生じて下腿浮腫から外傷性に生じた潰瘍が難治化する症例もある。

　また、下肢静脈瘤の術前後でICG(indocyanine green；インドシアニングリーン)による蛍光リンパ管造影を行い、リンパ管機能が改善した報告もあり静脈とリンパ管機能が連動していることが示唆されている[8]。

　リンパうっ滞を検証するために下肢周囲径の日内変動を調べる他、リンパ管機能の評価にAPGやICGによる蛍光リンパ管造影、SPECT-CTでのリンパ管シンチでの評価などが参考となるが、いずれも現時点で国際的コンセンサスを得るには至っていない。

　比較的侵襲的ではあるが、潰瘍部の組織生検も潰瘍の鑑別に有用な情報を提供する。血管周囲のヘモジデリン沈着やリンパ管拡張が病理組織所見上確認されれば、静脈うっ滞の病理学的診断根拠となり、脂肪組織の浮腫、リンパ管の拡張所見からリンパうっ滞の病理学的診断は可能である。それら検査で下肢リンパ管機能低下が疑われる場合は、弾性包帯や弾性ストッキングによる圧迫加療を積極的に施行し、状態に応じてリンパドレナージや複合的理学療法なども組み合わせて治療することも検討してよいと思われる。その際、下肢筋力の低下がリンパ管機能低下に関与するので併せてリハビリも行うと効果的である。

　上記脈管系の異常が否定された場合にその他の潰瘍の原因となる疾患を鑑

別する。鑑別の際に皮膚生検における病理検査は、HE染色に加えて蛍光抗体法も行うことでより有用となる。

病理学的に血管炎の所見を認めた場合には、ステロイド剤を中心とした免疫抑制剤の投与を検討し、血管塞栓症があれば抗凝固剤の使用の検討が必要となる。表1に静脈うっ滞性潰瘍の鑑別症例を提示する。

参考文献
1) マクギーの身体診断学、翻訳柴田寿彦 診断と治療社2009；1-13
2) Kohno K, et al. Standing posture at work and overweight exacerbate varicose veins: Shimane CoHRE Study. J Dermatol. 2014
3) Hirsch AT, et al: ACCAHA 2005 Practice Guidelines forthe management of patients with peripheral arterial disease. Circulation 2006; 113: e463-654
4) 下肢閉塞性動脈硬化症の診断・治療指針Ⅱ。メディカルトリビューン、2007
5) 松本美富士、他。難治性血管炎（抗好中球細胞質抗体関連血管炎症候群、抗リン脂質抗体症候群、側頭動脈炎）全国疫学調査の基本的疫学増。厚生省特定疾患免疫疾患調査研究班 難治性疾患血管炎分科会 平成10年度研究報告書。1999；15-23
6) Eklof B, et al. Revision of the CEAP classification for chronic venous disorders: consensus statement. J Vasc Surg 2004; 40: 1248-1252
7) Yoshimura N et al: Prevalence of knee osteoarthritis, lumbar spondylosis, and osteoporosis in Japanese men and women: the research on osteoarthritis/osteoporosis against disability study. J Bone Miner Metab 2009; 27: 620-628
8) Suzuki M, et al. Impaired lymphatic function recovered after great saphenous vein stripping in patients with varicose vein: venodynamic and lymphodynamic results.. J Vasc Surg. 2009 Nov; 50: 1085-1091

1-5

静脈うっ滞性皮膚病変の病態生理、皮膚潰瘍の治療

菰田　拓之

1-5-1. はじめに

　静脈性潰瘍は比較的再発が多い疾患であり、再発例ではその対処に苦慮することも少なくない。静脈性潰瘍の長期成績は約25〜50％に再発を認めたとの報告もある[1)-3)]。この成績は長期的な観点からは決して良好とは言えない。また、難治となりやすい再発例の治療には徹底した静脈還流の改善が求められるがそれには静脈性潰瘍の病態生理を理解することが重要となる。本稿では難治性静脈性潰瘍の病態生理と治療方針について再発例を中心に述べる。

1-5-2. 静脈性潰瘍の病態生理

　皮膚病変や潰瘍形成の主因は静脈機能不全による局所性皮膚軟部静脈高血圧症である。表在静脈(Superficial vein)逆流やIPV、DVT後遺症などのさまざまな深部静脈への還流不全により、二次的に表在静脈系の内圧が亢進し皮膚軟部静脈高血圧症となる。静脈高血圧症により皮膚毛細血管やリンパ管が拡張し、これら脈管にタンパク漏出やフィブリン沈着、線維化が起こる。その結果、毛細血管からの酸素や栄養の拡散が障害され、組織虚血や皮膚全層の慢性炎症が持続し、発赤、色素沈着、LDSなどのうっ滞性皮膚病変が生じて瘙痒感や圧痛などを呈する。そしてこれら皮膚病変に瘙破や外傷が加わることで潰瘍が生じる[4)]。また潰瘍やLDSは瘢痕組織様に硬化した皮膚軟部組織であり、その存在そのものが皮膚軟部組織レベルの静脈還流阻害因子

ともなる[5]。

1-5-3. 治療法の選択

　皮膚軟部静脈高血圧症が潰瘍の主因であることを加味すると、局所効果が高く、かつ深部静脈還流機能も促進する圧迫療法が治療の基本であることは間違いない。圧迫療法は一次性、二次性静脈瘤に伴う潰瘍例において共に有効な治療法である。2011年に日本皮膚科学会より報告されたガイドラインでも唯一の推奨度Aであり[6]、まず行うべき治療法と考える。皮膚軟部静脈高血圧症が改善すると正常な創傷治癒機転が働く土台が作成され、保存的治療でも肉芽形成と上皮化が起こり潰瘍は治癒に向かう。しかし、圧迫療法には着脱の煩雑さなどの理由より圧迫着衣を正しく使用できていない例が多いことや、装着率が高くないなどの問題点がある[7],[8]。圧迫療法が不十分な例では表在、深部静脈還流不全が遷延し潰瘍治癒の遷延や、治癒例においては再発を来す。

　静脈瘤の存在は皮膚軟部組織レベルでの虚血を来すため、圧迫療法を施行しても静脈高血圧症(Venous hypertension)が遷延しやすいと考えられる。圧迫療法で改善が認められない一次性静脈瘤による潰瘍例や、圧迫療法を行えない潰瘍例、再発例ではSVA(superficial venous ablation；表在静脈処理)を検討する。SVAと圧迫療法下での局所治療は2009年に報告されたAVF(American Venous Forum)の静脈性潰瘍治療ガイドラインでもGrade of recommendationでrecommendに、Grade of evidenceでhigh qualityであり[9]、また本邦のガイドラインでの推奨度Bであることから、潰瘍への初回治療として異論はないと思われる。

　しかし、その治療後に潰瘍が再発し難治性となる症例も存在する。再発例では再発に至る過程で深部静脈から表在静脈への還流経路が先行するSVAの影響も加わり非解剖学的に変化し、より複雑な静脈還流動態が形成される。通常、内果部潰瘍は大伏在静脈が、外果部潰瘍はSSVが原因静脈であるが、再発例はこれにあてはまらない例も多い。再発例では初回手術例と比較し、より詳細な静脈還流の把握、徹底した静脈高血圧症への対処が求められる。その観点から再発例においてはIPVの存在は無視できない。潰瘍例に対するIPV処理の有効性は現時点では一致した見解はなく、AVFのガイドラインでもSVAとSEPSの併用はGrade of recommendationでsuggestに、Grade of evidenceでlow qualityに留まっている。しかしHanrahanらは潰

瘍例の63％に不全交通枝静脈を認めたと報告し[10]、またストリッピング術後のIPV残存が下肢静脈機能検査であるAPGにおける静脈逆流量(Venous filling index)を有意に高値にさせるという報告もある[11]。SVA後の再発例や、明らかに潰瘍形成にIPVが関与していると考えらえる症例に対しては積極的にIPV処理を行うべきと考える。

　潰瘍自体への治療は外用薬や創傷被覆材などによる保存的治療が主流だが、広範囲な潰瘍例では治療期間短縮を目的として植皮術も検討される。潰瘍に壊死組織が付着している場合は創傷治癒におけるwound bed preparationの概念からも積極的にデブリードマンを行うべきである（本邦ガイドライン推奨度B）。外用薬や創傷被覆材の各論においては、それ単独で静脈性潰瘍に著効するものは存在しない。植皮術もAVFの局所治療ガイドラインでGrade of recommendationでsuggestに、Grade of evidenceでmoderate qualityに留まり、本邦のガイドラインでも推奨度Cであり、あくまでも局所性静脈高血圧症の管理ありきの局所処置と考えるべきであろう。

　しかし潰瘍への外科的手術を検討するべき症例も存在する。内外果部の病変は圧迫着衣の着脱により糜爛が生じやすく、潰瘍再発の原因となりやすい。再発予防の観点から同部位の皮膚病変は積極的に摘出し再建すべきと考えている。またAhnlideら[12),13)]の報告ではLDSへの加療によりうっ滞の改善がレーザードップラーで確認されており、皮膚軟部静脈高血圧症の改善につながることが示唆される。また筆者の病理組織学的検討でも皮膚病変内の細静脈での血栓形成、PTS(post thrombotic syndrome；血栓後症候群)は静脈処理後も皮膚軟部組織レベルの静脈還流障害を残存させるだけでなく、皮膚病変そのものが新たな病変拡大の一因となると思われた[5]。徹底的な静脈処理を施行しても再発を繰り返す症例では皮膚病変の摘出再建も検討すべきと考える。

1-5-4. まとめ

　静脈性潰瘍は比較的再発が多い疾患である。難事となる事が多い再発例の治療にはうっ滞性潰瘍の病態生理の理解が重要であり、それに対応した治療方針を検討することが必要となる。

参考文献
1) Hyde HG, Litton TC, Hull DA：Long term results of subfascial vein ligation for venous sta-

sis disease. Surg Gynecol Obstet 1981; 153: 683-686
2) Burnand KG, O'Donnell TF, Browse NL et al.: The relative incompetent communicating veins in the production of varicose veins and venous ulcers. Surgery 1977; 82: 9-14
3) Corrigan TP, Kakkar VV: Early changes in the postphlebitic limb. Their clinical significance. Br Jr Surg 1973 60: 808-813
4) Elder DM, Greer KE: Venous disease: how to heal and prevent chronic leg ulcers. Geriatrics 1995; 50: 30-36
5) 菰田拓之：うっ滞性皮膚病変治療の静脈還流への影響。静脈学。2013: 24: 49-55
6) 伊藤孝明、久木野竜一、高原正和、ほか：創傷・熱傷ガイドライン委員会報告-5：下腿潰瘍・下肢静脈瘤診療ガイドライン。日皮会誌2011; 121: 2431-2448
7) 平井正文、岩田博英、宮崎慶子、ほか：圧迫療法の正しい応用、継続使用への戦略。静脈学2012; 23: 389-395
8) 孟 真：弾性ストッキングの現状とエビデンス 深部静脈血栓症・血栓症後遺症・静脈性潰瘍。静脈学2012; 23: 227-231
9) Peter Gloviczk: Handbook of venous disorder (3rd Ed.).: 469, Hodder Education, London. 2009
10) Hanrahan, L. M., Araki, C. T., Rodriguez, A. A., et al.: Distribution of vascular imcompetence in patients with venous stasis ulceration. J Vasc Surg 1991; 28: 805-812
11) 杉山 悟、内田發三、宮出喜三、ほか：ストリッピング術後に残存する下腿部伏在静脈の逆流と不全穿通枝が下肢静脈機能に及ぼす影響。静脈学2011; 22: 239-244
12) Ahnlide I, Bjellerup M, Akesson H.: excision of lipodermatosclerotic tissue: an effective treatment for non-healing venous ulcers. Acta Derm Venereol 2000; 80: 28-30
13) Schmeller W, Gaber Y, Gehl HB.: Shave therapy is a simple effective treatment of persistent evnous leg ulcers. J Am Acad Dermatol 1998; 39: 232-238

1-6

慢性静脈不全の治療における圧迫療法

保田　知生

1-6-1. CVIと静脈高血圧症

　圧迫療法を理解する前にCVIと静脈高血圧症(Venous hypertension)および深部静脈弁不全症の概念について記載する。圧迫療法でどれくらいの圧力をかけるのがよいのかは、以下の病態が理解されていなければ提示できない。圧迫療法は深部静脈圧と表在静脈(Superficial vein)圧の両方を低下させることのできる唯一の方法であり、以下の3つの病態のすべてを長期的に好転させる可能性がある。

(1) CVI

　CVIとは慢性的に静脈還流が障害された病態を総称する。表在静脈不全からの下肢静脈瘤、DVI(Deep Venous Insufficiency；深部静脈不全)のPTS(post thrombotic syndrome；血栓後症候群)やその他の原因による深部静脈弁不全症、穿通枝静脈(perforating vein)の弁不全によるもの、筋ポンプ不全によるものなど[1]があり、それぞれ診断と治療方針は異なる。通常CVIを疑う徴候と症状を検出した場合、まず圧迫療法を含む保存加療を行い、効果不良の場合CVIの診断検査を行う。疾患の診断と治療方針のアルゴリズムの一例(図1)を示す。また診断には静脈超音波検査(D-US)やAPGを用いる。検査詳細については別項を参照されたい。

(2) 静脈高血圧症

　静脈高血圧症は足背静脈圧の測定(図2)により診断する。しかし侵襲が大きいため静脈造影検査(Phlebography, Venography)などが実施される際にしか検討されない。正常人の場合、足背静脈圧は立位静止状態では80～90mmHgである。CVI患者も静止静脈圧はほぼ同様であることが多いが一

般にやや高く、10秒ほどの屈伸運動により、正常人では20～30mmHg（50%以上減少のどちらか）まで静脈圧は下がり、運動中止後前値に復するのには

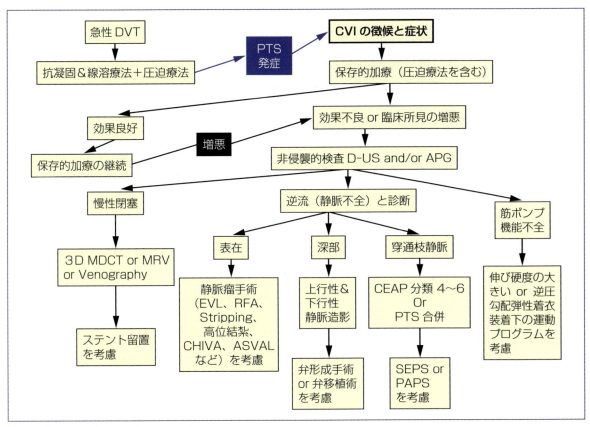

図1　CVIの治療アルゴリズムの一例

MDCT（multi-detectoer computed tomography）、D-US（Doppler urtrasonography）、APG（air plethysmography）

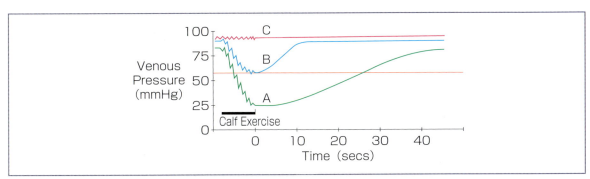

図2　運動負荷による足背静脈圧の測定の例

A　正常足背静脈圧：静止立位静脈圧は80～90mmHgである。下腿運動負荷により静脈圧20～30mmHg（あるいは50%以上低下）に低下する。運動中止後、徐々に静脈圧は高まり前値に戻るまでに20秒以上かかる。
B　静脈逆流による異常な静脈圧：一般に静止静脈圧も正常者よりやや高い。下腿運動負荷によっても前値の50%以上低下することはない。運動中止後、急速に静脈圧は高まり20秒未満に前値に戻る。
C　静脈閉塞による異常な静脈圧：一般に静止静脈圧も正常者よりやや高い。運動負荷によっても静脈圧は低下しない。
　（Eberhardt RT, Raffetto JD. Chronic venous insufficiency. Circulation. 2014 Jul 22 ; 130(4) : 333-46. より改変）

20秒以上かかる。これに対してCVI患者では30mmHg未満に下がる(50%以上低下しない)ことはなく、運動負荷の前値に戻るのは20秒未満とされている。Nicolaidesらの検討では[2]、静脈性潰瘍を生じる運動時表在静脈圧は40mmHgを超えると潰瘍形成の可能性を指摘し、60mmHgを超えると100%潰瘍を形成すると報告している。

(3) 深部静脈弁不全症

病因としては先天的な弁形成不全、後天的な静脈弁損傷などがあり静脈高血圧症の原因となる。後天的な損傷のうち大部分はDVT後のPTSによる深部静脈弁不全症が占める。

深部静脈の弁不全は静脈超音波検査と下行性静脈造影(descending phlebography)で診断が可能である。逆流の程度は下行性静脈造影によるKistner分類があるが、重症度と相関しないとの報告もある。近年では静脈超音波検査で逆流評価が行えるため部位別診断が可能である。しかしながら表在静脈に逆流のある場合、深部静脈の弁不全が見かけ上打ち消されている場合もあるので慎重に検討する必要がある。検査ではプローブより遠位側部分を加圧(ミルキング)し中枢側の深部静脈に0.5秒以上の逆流があれば診断する。

1-6-2. 圧迫の理論と臨床効果

下肢の循環を改善させるために使用できる医療機器には弾性ストッキング、弾性包帯などの弾性着衣とIPC(intermittent pneumatic compression；間欠的空気圧迫法)などの医療機器がある。いずれの機器も体表に20〜60mmHgの圧力を持続的あるいは間欠的にかけ、表在静脈と深部静脈の還流改善と圧低下を生じる。以下に、圧迫療法の適応と臨床応用について述べる。

(1) 圧迫圧

弾性着衣は、足関節部の圧迫圧の標準として20mmHg未満(16〜18mmHg)、20〜30mmHg、30〜40mmHg、40〜50mmHg、50mmHg以上と分類[3]される。ただし、これらの圧力は体表面の圧力であり、深筋膜下の圧力ではない。下肢静脈瘤では20〜30mmHgが最初に選択されるが、静脈性潰瘍を伴った静脈瘤やPTSなどの病態では圧力は不足であり、静脈高血圧症の改善を考え30〜40mmHgあるいは40〜50mmHgのものが選択される。弾性包帯は巻く強さ(張力と重なり具合および巻き手の熟練度)により圧力は異なるが、通常足関節部(B点)で20〜60mmHgくらいの圧力分布となっている。包帯

法には単層包帯法とクッション材などを併用する多層包帯法がある。弾性包帯は巻き数が多いほど、包帯の引っ張り(張力)が強いほど、体表にかかる圧力は強くなる。

(2) 伸び硬度

前述の圧迫圧は通常安静時の体表にどれくらいの圧迫圧が加わるかを示したもので、弾性着衣の最も重要な部分であるが、実際に運動するとどれくらいの圧力(working pressure)が加わるかを評価する方法が伸び硬度である。臥床時と立位運動時の圧力差が大きいほど、静脈やリンパ流は強い駆出力を受け、還流を促進する。この圧力較差が大きい場合、伸び高度が大きいと言う。伸び硬度はCEN(European Committee for Standardization；欧州標準化機構)によると、B1部(腓腹筋アキレス腱移行部)において弾性着衣を1cm伸ばすことによる圧力較差(mmHg/cm)としている。伸び硬度が大きいほど伸びにくく伸ばしたときの圧迫圧力は増加し、立位時や運動時にはより強い還流効果を発揮する。伸び硬度の大きい弾性着衣は着用伸長率が低く、硬く伸びにくい性質がある。伸び硬度の大きい弾性着衣は運動負荷による足背静脈圧を低下させる可能性があり、静脈高血圧症例にはより好ましい弾性着衣と考えられる。簡易法としてPartshらの提唱[3]するSSI(static stiffness index)がある。安静臥床時に弾性着衣の下に圧力測定器をB1部に挿入し臥床時から立位になることにより生じる圧力差をSSIと呼び、簡易であり実臨床でも製品の評価が可能である。この測定に際しては弾性着衣用の圧力測定器が必要であるが、Kikuhime、PICO-PRESS、AMIなどの空気封入型センサーの体表圧力測定器が発売されているので利用するとよい。

(3) 段階圧勾配あるいは逆圧勾配弾性ストッキング

弾性ストッキングはSigelらの安静臥床時の血流改善のデータをもとに足関節部を最も高圧にする弾性ストッキングが考案され、最も効果的な圧迫療法とこれまで紹介されてきた。しかし、下腿の筋ポンプ作用を増強するには腓腹筋とヒラメ筋部の圧迫療法が重要である。平井[4]らは弾性ストッキングの上に伸び硬度を高めるためにゲートルを装着し、Mostiらは逆圧勾配の弾性ストッキングの有効性を報告[5]した。運動することによりこれらの弾性着衣は強い筋ポンプ作用を発揮する。しかし、逆圧勾配は段階圧ストッキングもB1部が20～30mmHgの圧迫圧のものとの比較しかなく、より高圧な弾性ストッキングを必要とする場合の検討は行われていない。

(4) 着用範囲と弾性着衣の種類による分類

弾性着衣には弾性ストッキング、弾性包帯、その他弾性着衣、IPCなどがある。

圧迫圧は前述のように5段階あり、慢性静脈不全や静脈性潰瘍症例には30〜40mmHgあるいは40〜50mmHgをなるべく選択する。下腿潰瘍を伴っている場合は潰瘍部に創傷保護剤を使用するため、高度圧迫圧の弾性着衣は装着しにくい。このため潰瘍治療用として重ね履きタイプの弾性着衣が発売（図3）されている。ただし潰瘍治療用はいずれもハイソックスタイプのみとなっている。弾性ストッキングは前述のほか、着用丈によるタイプ（ハイソックスタイプ、ストッキングタイプ、パンストタイプ、ベルトトップタイプ）などがある。

弾性包帯には、低伸縮性包帯と高伸縮性包帯があり、低伸縮性包帯のほうが伸び硬度は大きくなり、弾性ストッキングよりも弾性包帯は数倍大きな伸び硬度となっている。また、弾性ストッキングと弾性包帯の性質を併せもつ製品も存在する（図4）これらの弾性着衣を患者の病態に合わせて使用するとよいと考える。とくに下腿潰瘍症例の多くは深部静脈弁不全症を伴っているため、不全の範囲に適切な圧力で圧迫することと大きい伸び硬度をかけることが望ましいと考える。

(5) 重ね着効果（double stocking）

患者の着用能力が十分でない場合は、高圧な弾性ストッキングは硬くて履きにくいため、重ね着効果を利用する。つまり一枚一枚は弱い圧である低圧の弾性ストッキングを重ねることで圧力が上昇する。2枚で約1.7倍、3枚

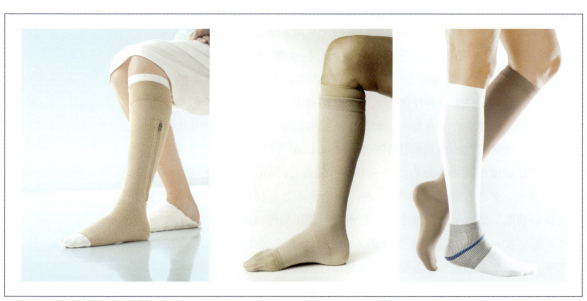

図3　静脈性潰瘍治療用弾性ストッキングの実例
左：本邦でも発売されているテルモBSN社製）潰瘍治療用弾性ストッキング。中央と右：現在のところ本邦で販売されていない潰瘍治療用弾性ストッキング（SIGVARIS社およびMedi社製）、いずれもダブルストッキングとなっている。

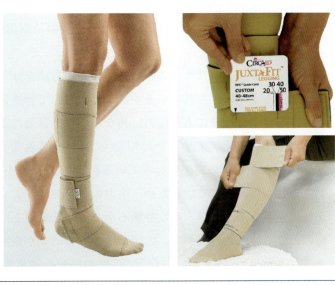

図4　弾性包帯の緩みやすい欠点を解消した弾性ストッキング関連の医療機器
大腿丈、下腿丈が用意されている。潰瘍病変があり創傷保護剤が使用されていても適切な圧力を加えることができる。ただし非常に高価で、静脈性潰瘍では保険償還もなく、十分に普及していない。引っ張りの際に右上のマーカーの幅を合わせると至適な圧力をかけることが可能である。

で約2倍に圧力が上昇するので、この効果を利用して高度圧迫圧を得るとよい。

1-6-3. 慢性静脈不全に至適な圧迫方法とは

　前述のように圧迫療法はCVI治療の基本であるが、どのような種類でどの部分を圧迫したらよいのかは病態と静脈不全の範囲によるので、個々の症例の静脈不全の範囲に合わせて選択する必要がある。以下に選択可能な弾性着衣やその他の圧迫療法について概説する。

(1) 使用する弾性着衣の種類

　CVIの多くは大腿部と外腸骨静脈(External iliac vein)の深部静脈弁不全症から始まる。しかし伏在静脈のみ膝窩部や下腿の弁不全のみの場合もあるので病態に応じて使用範囲を決定する。膝下タイプ(ハイソックスタイプ)、股下タイプ(ストッキングタイプ)、パンスト(女性用)やレオタード(男性用)タイプなどがある。また、伸び硬度はメーカーによって差があるので[6]を参考に選択するとよい。

　伸び硬度を利用した静脈不全の改善を考える場合は十分な運動が可能なことが条件となる。また、CVIの場合、弁不全部位をなるべく中枢側まで圧迫

することに意義がある。特に潰瘍合併症例は、潰瘍部分を被覆するドレッシング材も含めて圧迫する必要があるため、潰瘍治療用弾性ストッキング（図4）を使用する。

　弾性ストッキングはサイズ幅と適切な着用方法を守っていれば圧力はほぼ一定となるように作られているが、これに対して弾性包帯は製品の種類や巻き方、巻き手の技量により圧力は異なる。弾性包帯による圧迫療法のうちリンパ浮腫や高度の静脈不全に用いられる多層包帯法による圧力は60〜70mmHgとかなりの高圧となっているが、内層にウレタンパッドなどのクッション材が挿入されているため、圧力のバランスがよく、高圧であるにもかかわらず苦痛が少ない。高度静脈不全には是非応用したい手技であるが、実際のところ包帯が緩むので、臨床では十分な効果が発揮できていないようである。Amslerらは8論文の合計688例の静脈性潰瘍症例をメタ解析し、弾性包帯と弾性ストッキングの有用性を評価したが、潰瘍の治癒率および治癒期間の両方とも弾性ストッキングのほうが優れていたと報告[7]しており潰瘍治療においては弾性包帯の効果は管理が難しく限定的と考える。

(2) IPCの使用

　IPCは本邦ではDVTの予防目的で使用されているが、弾性着衣で十分な効果の得られないPTSによる静脈性潰瘍症例の治療に使用することを推奨するガイドライン[8]もある。本邦では保険適用はないが、感染を伴わないPTSによる静脈性潰瘍で、手術治療の非適応であり、かつ他の治療がない場合に試みられることが望ましい。

1-6-4. CVIに対する圧迫療法の効果

　共に圧迫療法を併用したうえで、SEPSによる手術療法と従来の静脈瘤治療〔HL（high ligation；高位結紮）あるいはショートストリッピング〕に分けたランダム化比較による前向き試験[9]では、再発率はSEPS群22％であり、従来治療群23％と有意差はなかった。しかしSEPS手術群は当初6ヵ月の時点で圧迫療法群に比較して早期に潰瘍治癒が進み、従来治療群では73％であったが、治療27ヵ月の時点の潰瘍治癒率は83％と報告されている。また従来治療群に圧迫療法を行った群は当初の効果は低いものの10年間の経過を通して徐々に改善し、10年後にはSEPS手術群と同等の改善効果を示した。この文献から類推すると、SEPS治療には潰瘍病変の治癒促進効果が見込める可能性があり、圧迫療法による長期的な静脈圧低下による静脈うっ滞の改善

を併せて行うことに意義があると考える。すなわち圧迫療法を持続的に続けていると手術に優る効果があると考えられる。

1-6-5. 圧迫療法による潰瘍治癒例

　当院では3～6ヵ月程度の手術調整期間があるが、この期間を利用して圧迫療法を先行して行っている。結果、大半症例は手術前に潰瘍は治癒した。

　症例は73歳の女性で、両下肢GSV静脈瘤術後に右下肢にうっ滞性皮膚炎を伴う下腿静脈性潰瘍症例であり、右下腿内側には3×5cmの潰瘍病変を合併していた（図5A）。感染はないため、潰瘍治療用の弾性ストッキングによる圧迫を行い、手術前に潰瘍は治癒した（図5B）。その後、SEPS治療を受け、術後浅大腿静脈から膝窩静脈（Popliteal vein）にかけて深部静脈弁不全症を合併していた。大腿丈の弾性ストッキングによる圧迫療法を継続中で、4年経過したが再発を認めない。

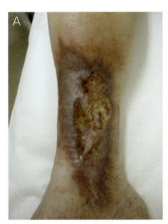 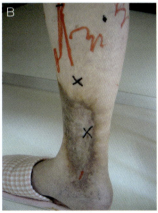

図5　圧迫療法による潰瘍治癒例
A：初診時写真　右GSVに静脈瘤を合併している。潰瘍は圧迫療法で改善し、術前にはB写真のように治癒した。IPVは×印の部分に存在するが、体表から静脈の拡張は不明瞭である。

1-6-6. まとめ

　静脈性潰瘍とCVIに関する圧迫療法の有効性を概説した。圧迫療法の長期成績は予想以上に効果が高いが、これを継続するには患者教育と実技指導が重要と考えられる。またIPV再発を長期的に防ぐ効果もあると考えられる

が現在のところ十分な検討がない。

参考文献

1) Eberhardt RT, Raffetto JD. Chronic venous insufficiency. Circulation. 2014 Jul 22；130(4)：333-46
2) Nicolaides AN, Hussein MK, Szendro G, et al. The relation of venous ulceration with ambulatory venous pressure measurements. J Vasc Surg. 1993 Feb；17(2)：414-9
3) Partsch H. The static stiffness index：a simple method to assess the elastic property of compression material in vivo. Dermatol Surg. 2005 Jun；31(6)：625-30
4) Hirai M, Iwata H, Miyazaki K, et al. Effect of gaiters on muscle pump activity in healthy volunteers. Phlebology. 2013 Sep；28(6)：293-8
5) Mosti G, Partsch H. Compression stockings with a negative pressure gradient have a more pronounced effect on venous pumping function than graduated elastic compression stockings. Eur J Vasc Endovasc Surg. 2011 Aug；42(2)：261-6
6) 平井正文．データとケースレポートから見た圧迫療法の基礎と臨床．第1版．東京：メディカルトリビューン；2013、1-200
7) Amsler F, Willenberg T, Blättler W. In search of optimal compression therapy for venous leg ulcers：a meta-analysis of studies comparing diverse[corrected]bandages with specifically designed stockings. J Vasc Surg. 2009 Sep；50(3)：668-74
8) Kearon C, Akl EA, Comerota AJ, et al. Antithrombotic therapy for VTE disease：Antithrombotic Therapy and Prevention of Thrombosis, 9th ed：American College of Chest Physicians Evidence-Based Clinical Practice Guidelines. Chest. 2012 Feb；141(2 Suppl)：e419S-94S
9) van Gent WB, Catarinella FS, Lam YL, et al. Conservative versus surgical treatment of venous leg ulcers：10-year follow up of a randomized, multicenter trial. Phlebology. 2015 Mar；30(1 Suppl)：35-41.

2

SEPSを行うための基礎知識

2-1

IPVの解剖

春田　直樹

2-1-1. はじめに

　元来穿通枝静脈（perforating vein）は表在静脈（Superficial vein）の静脈血を深部静脈（Deep vein）に誘導するのが主な生理的役割であり、深部静脈と表在静脈の解剖も理解していないと、その理解は難しい。そこで、本章では、穿通枝静脈以外の下肢静脈成分である深部静脈、静脈洞（Venous sinus）、表在静脈の解剖にも言及する。

2-1-2. 下肢静脈の定義[1], [2]（図1）

(1) 深部静脈

　下肢静脈系のうち、筋膜より深い層に存在する静脈を深部静脈と呼ぶ。通常は同名の1本の動脈に伴走する2本の静脈として存在し、主なものは図1中青で示される静脈である。鼠径靱帯より末梢側が大腿静脈（Femoral vein）、近位側が外腸骨静脈（External Iliac vein）である。大腿静脈は深大腿静脈（Deep Femoral vein）を分岐した後、内転筋管内を走行し、膝窩静脈（Popliteal vein）につながる。内転筋管とは大腿部の4つの筋肉で囲まれた空間で、これより末梢側が膝窩静脈であり、膝窩静脈より前脛骨静脈（Anterior Tibial veins）が分枝し、さらに後脛骨静脈（Posterior Tibial veins）と腓骨静脈（Fibular veins）に分枝する。この3本は下腿の3分岐（Trifurcation）と総称する。膝窩静脈以下の静脈は同名の動脈を挟むように2本が併走し、合計6本存在する。

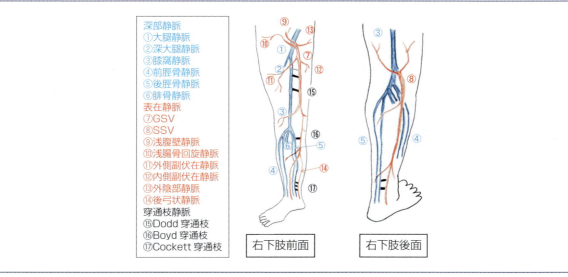

図1 下肢静脈系の解剖図（右下肢を前方および後方より見た像）
深部静脈は青、表在静脈は赤、穿通枝静脈は黒で表示している。

(文献1)より改変

(2)静脈洞

　下肢筋肉内に存在するため、解剖学的には深部静脈に含まれるが、動脈を伴っておらず、またその血流が一方向の血流ではなく、流入路と流出路が同一で、ブドウの房状に深部静脈に開口し、血管壁が薄いなどの特徴を持つことから、静脈洞と区別される。

　下腿には腓腹静脈(Sural vein)とヒラメ静脈(Soleus vein)があり、下腿の容量血管として知られているが、ヒラメ静脈は血栓ができやすいことでも知られており、血栓性肺塞栓症例では必ず検索すべき静脈である。腓骨静脈よりヒラメ静脈の最大分枝である中央枝と外側枝が分岐し、後脛骨静脈から内側枝が分岐する(図2)。

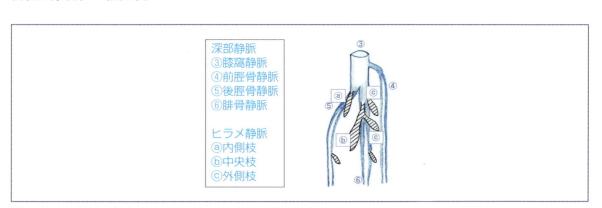

図2 ヒラメ静脈の模式図

(応義成二　静脈学1998；9：263-270より一部改変)

(3)表在静脈

下肢筋膜より浅い層に存在する静脈で、図1中赤で示されている。下肢静脈瘤に関係する静脈としては、鼠径部で大腿静脈へ流入するGSVと膝窩部で膝窩静脈へ合流するSSVがある。

①GSV

足背内側から起こり、下腿および大腿内側を上行し、鼠径部の伏在裂孔から筋膜下に入り、SFJで大腿静脈に流入する最長の静脈である。走行の途中に下腿では下腿前静脈と後弓状静脈が、大腿では前外側枝と後内側枝が合流する。SFJ近傍では浅腸骨回旋静脈、浅腹壁静脈、浅・深外陰部静脈が合流するが、変異が多い。

下腿内側から足背内側の知覚を司る伏在神経（Saphenous nerve）は大腿神経の枝で、下腿部ではGSV本幹部に伴走する。そのため、下腿でのGSV本幹部ストリッピング術や静脈EVAの際、神経損傷すると下腿内側の知覚障害を生じる。

②SSV

足背外側から起こり、下腿後面を上行し下腿中部で筋膜下に入り、膝窩部のSPJで膝窩静脈に流入する。ただし、膝窩静脈流入部には変異が多く、折井はSPJの位置を437肢について検討し、膝窩部74.2％、大腿部22.1％、下腿部2.2％と報告している[3]。脛骨神経から分枝した内側腓腹皮神経（Medial Suralcutaneous nerve）は膝窩部からSSVと伴走し、下腿中部で外側腓腹皮神経と合流し腓腹神経（Sural nerve）となり、足背外側の知覚を司る。SSV本幹部のストリッピングや静脈EVAの際にはこれらの神経損傷に注意を要する。

(4)穿通枝静脈（Perforating vein）

交通枝静脈（communicating vein）、穿通枝静脈（perforating vein）は表在静脈と深部静脈を結ぶ静脈路であり、本質的には同じ静脈系である。この両者の定義は、交通枝静脈は表在静脈と深部静脈を直接連絡せず皮静脈や静脈洞を介して連絡し、穿通枝静脈は表在静脈と深部静脈を直接連絡する静脈であるとされ、静脈瘤の原因となるのは穿通枝静脈に多いとされる。しかし、SEPS術前検査で行われる超音波ドップラー検査（duplex scan）では両者の鑑別は困難であり、SEPS術中の内視鏡像においても同様である。このため本稿では両者を区別せず、広義の穿通枝（静脈）の呼称を用い、さらに弁不全を伴い、深部静脈より表在静脈方向への血流を示すものをIPVとして一括した。なお、穿通枝静脈は下肢筋肉のポンプ作用と共同で表在静脈血を深部静脈に誘導する役割を持ち図1中黒で示された通常内径3mm以下の細い静脈

であり、下肢のすべてのレベルに存在し、下肢片側に90本程度存在する。下肢静脈瘤に関係する穿通枝静脈として主に下肢内側を走行するGSV流域の穿通枝静脈である膝上のDodd穿通枝(Dodd perforator)、膝下のBoyd穿通枝(Boyd perforator)、足関節部のCockett穿通枝(Cockett perforator)がある。

穿通枝静脈の解剖に関して、正常肢での報告はあるが、SEPSの対象となるIPVの解剖学的特徴に関しての報告は皆無であった。そこで春田らはTPS-SEPSの際、処理血管の詳細な観察を行い、下肢CVIでのIPVの解剖とその特徴に関して報告した[4)-9)]。

①下腿穿通枝静脈の特徴

下腿上部ではGSV本幹もしくは後弓状静脈から分岐し、後脛骨静脈に流入する中内側下腿部交通静脈(Intermediate Medial Communicating vein)が重要であり、そのうち最上部のものはしばしば弁不全により静脈瘤の原因となることから「Boyd穿通枝静脈」と呼称される。下腿下部では後弓状静脈と後脛骨静脈を交通する後内側下腿部交通静脈(Posterior Medial Communicating vein)が重要であり、中枢側のものはGSV分枝から分岐し筋肉内の静脈と交通をしたのち後脛骨静脈に流入する。一方、末梢側に存在するものは筋群と関係なく、直接後脛骨静脈に流入することから、血栓症の進展や静脈瘤の発症に関与するため、再下端から3本を特に末梢側より順に「Cockett穿通枝静脈Ⅰ，Ⅱ，Ⅲ」と呼称することがある。SEPSの対象とする穿通枝静脈は主にCockett穿通枝とBoyd穿通枝と呼称される静脈であるが、特にCockett穿通枝静脈の弁機能不全がLDSや静脈うっ滞性皮膚潰瘍の原因である場合が多い。

②下腿筋肉コンパートメント(図3)[4)]

図3は下腿の4つの筋肉コンパートメントを表したものである。SEPS手術の適応となる穿通枝静脈が存在するのは前方筋コンパートメント、外側筋コンパートメント、浅後方筋コンパートメントである。このうちSEPSの対象となるIPVの多くは浅後方筋コンパートメントの内側に存在する。浅後方筋コンパートメント内側にIPVが発見できない場合、その穿通枝は筋肉コンパートメント境の区画間筋膜内に存在する場合が多い。特に前脛骨静脈と下腿前静脈とを結ぶ前交通静脈は脛骨後縁の筋膜内を走行するため、術前マーキングに従い区画間筋膜を剝離鉗子で切開し、筋膜に被覆されているIPVを掘り出して処理を行わなくてはならない。

③SEPS時のIPVの特徴[4)]

春田らは105症例、135肢(男性36例、女性69例、平均年齢は57.0±11.4

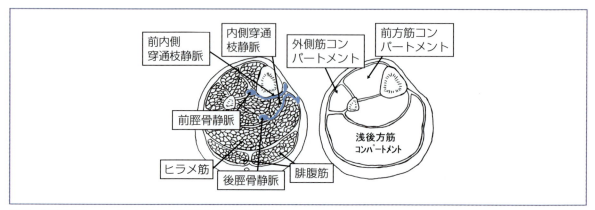

図3　下腿筋肉コンパートメントと穿通枝静脈の走行

(文献4)より引用)

歳、Clinical分類はC2：66肢、C2,3：2肢、C4：48肢、C5：6肢、C6：13肢）にTPS-SEPS施行時IPVの血管鞘を開きその構成成分を確認した。その結果Clinical分類別の切離されたIPV数はC2症例：2.12±1.09本/肢、C4症例：3.48±1.82本/肢、C5,6症例：4.09±1.89本/肢であった(図4)。

　IPVの動脈伴走率の検討では、図5に示す如く、術前マーキングした206本のIPV中193本を切離し、この193本のうち110本で血管鞘を開き構成成分の確認をした。その結果、110本中97本88.2％に伴走動脈を認めた。

④下腿IPVの内視鏡像による分類(図6、表1)

　今回TPS-SEPSの際に観察された穿通枝静脈に関して、その内視鏡像は以下の7つの型に分類できた(表1)。

・Type N(正常穿通枝静脈)：1本の動脈とその両側を伴走する1対・2本の正常静脈より構成される(図6)

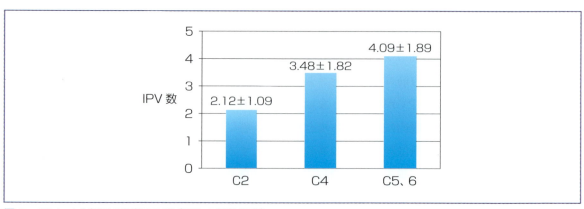

図4　Clinical分類別の切離IPV数(平均±標準偏差)
C2：2.12±1.09本、C4：3.48±1.82本、C5,6：4.09±1.89本であった。

(文献4)より引用)

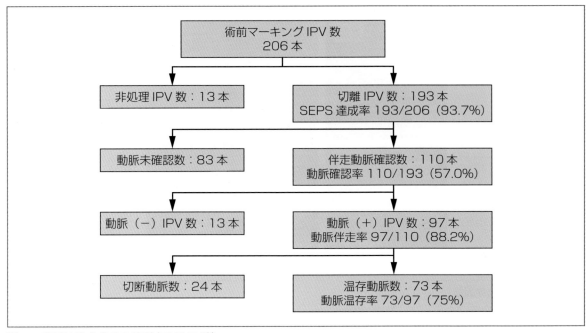

図5　穿通枝構成成分の検討（52例69肢）

（文献4）より引用）

表1　IPVの内視鏡像による分類

Type N	正常穿通枝
Type O	正常穿通枝静脈と同様の構造であるが逆流を示すもの
Type I	動脈を伴わない1本の拡張静脈
Type II	動脈を伴う1本の拡張静脈
Type III	動脈を伴う1本の拡張静脈と1本の正常静脈
Type IV	動脈を伴う2本の拡張静脈
Type V	複雑につながる拡張した静脈網

（文献4）より引用）

- **Type O**（正常穿通枝静脈と同様の構造であるが逆流を示すもの）：正常穿通枝と同様に1本の動脈と2本の静脈より構成され、静脈壁の線維性肥厚はないが静脈圧が高くなると血管腔の拡張・逆流を認める（図7）。
- **Type I**（動脈を伴わない1本の拡張静脈）：線維性肥厚・拡張を示す1本の静脈より構成され、動脈は伴わない（図8）。
- **Type II**（動脈を伴う1本の拡張静脈）：線維性肥厚・拡張を示す1本の静脈と伴走動脈より構成される（図9）。ただし、Type IIとして提出したIPVの組織検査で線維性肥厚・拡張を示す1本の静脈、正常静脈と伴走動脈より構成され実際はType IIIであったことより、拡張していない正常な

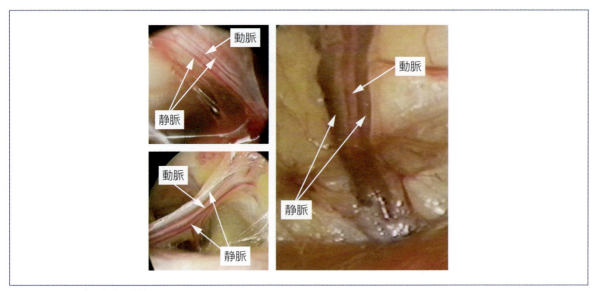

図6　Type N（正常穿通枝）
右：50歳、女性、（C2sEpAspPr）、左：41歳、女性（C2sEpAspPr）
正常穿通枝静脈は1本の動脈とその両脇を並行に走る1対・2本の静脈より構成される。

(文献4)より引用

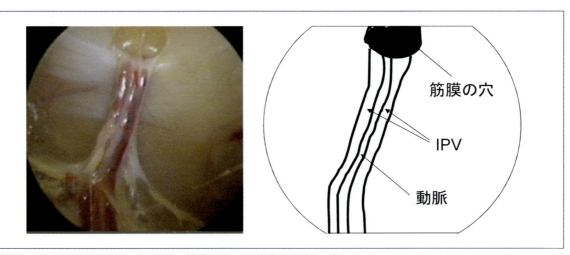

図7　Type O（正常穿通枝静脈と同様の構造であるが逆流を示すもの）
64歳、女性、GSV本幹型静脈瘤（C2sEpAspPr）の下腿に認められたIPV。収縮時は正常穿通枝静脈と区別がつかないが、静脈圧が上がると拡張・逆流を示す。この2本の静脈は筋膜の穴のサイズまで拡張する。

(文献4)より引用

静脈成分を見落として拡張静脈が1本のみとしている可能性がある。
- Type Ⅲ（動脈を伴う1本の拡張静脈と1本の正常静脈）：線維性肥厚・拡張を示す1本の静脈、正常静脈と伴走動脈より構成される（図10）。
- Type Ⅳ（動脈を伴う2本の拡張静脈）：線維性肥厚・拡張を示す2本の静脈と伴走動脈より構成される（図11）。

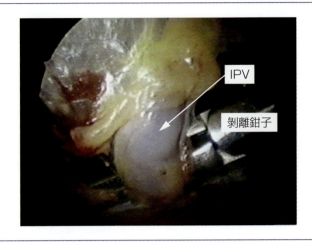

図8 Type Ⅰ（動脈を伴わない1本の拡張静脈）
72歳、女性、大腿部の側肢型静脈瘤（C2sEpAspPr）に認められたIPV。

（文献4）より引用）

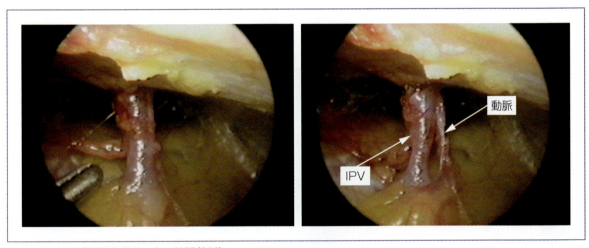

図9 Type Ⅱ（動脈を伴う1本の拡張静脈）
60歳、女性、GSV型静脈瘤（C6sEpAspPr）の下腿に認められたIPVで、右は動脈剝離終了時。

（文献4）より引用）

・Type Ⅴ（複雑につながる拡張した静脈網）：線維性肥厚・拡張を示す静脈が不規則な静脈網を形成している（図12）。

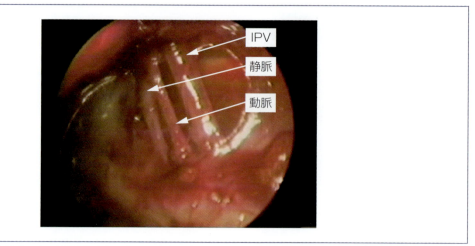

図10 Type Ⅲ（動脈を伴う1本の拡張静脈と1本の正常静脈）
70歳、男性、GSV本幹型静脈瘤（C2sEpAspPr）の下腿に認められたIPV。

（文献4）より引用）

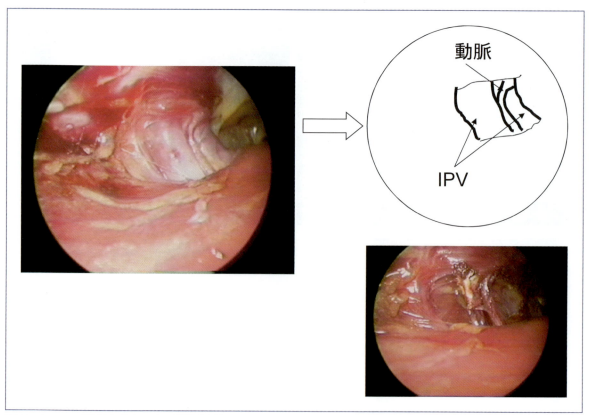

図11 Type Ⅳ（動脈を伴う2本の拡張静脈）
50歳、女性、GSV本幹型静脈瘤（C2sEpAspPr）の下腿に認められたIPVで、右下は動脈を残して2本のIPVの切離終了時。

（文献4）より引用）

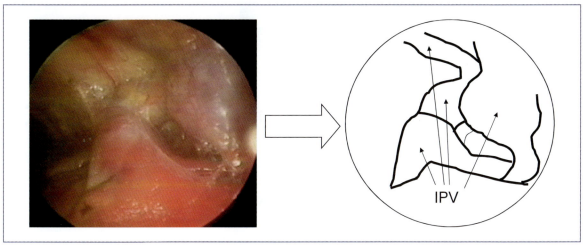

図12　Type V（複雑につながる拡張した静脈網）
59歳、男性、GSV本幹型静脈瘤（C2sEpAspPr）の下腿に認められたIPVで、複数のIPVが複雑な網目状につながっている。
（文献4）より引用）

2-1-3. まとめ

　新たな手術術式を習得するには、対象となる部位の解剖の理解が必須である。SEPSに関係する穿通枝静脈は特に下腿に存在する。そこで本項では下腿の穿通枝静脈の解剖を中心に解説した。

参考文献

1) 春田直樹【知識と技術がさらに身に付く パワーアップセミナー よくわかる下肢静脈瘤血管エコー】下肢静脈瘤の解剖と生理、疾患の知識、検査の意味（解説/特集）。Vascular Lab 9（1）42-53、2012
2) 小櫃由樹生 特集：静脈疾患-新たなる展望 解剖。脈管学49：195-200、2009
3) 折井正博、折井 香：下肢静脈瘤手術に必要な解剖と病態生理。最新 アッペ・ヘモ・ヘルニア下肢バリックスの手術 改訂第2版。名川弘一、鶴丸昌彦、永井秀雄編、金原出版、東京、2005、285-295
4) 春田直樹、新原 亮、水沼和之、倉吉 学、艮雄一郎、渡辺浩志、川西秀樹、山根修二、望月高明、浅原利正：【下肢静脈瘤に対する内視鏡下筋膜下不全穿通枝切離術】下肢静脈瘤不全穿通枝の解剖とその特徴（解説/特集）。日本内視鏡外科学会雑誌8（4）292-300、2003
5) 春田直樹、浅原利正、丸林誠二、杉野圭三、土肥雪彦、中原英樹：2ポートシステムによる内視鏡下筋膜下不全穿通枝切離術。手術54（8）：1113-1117、2000
6) 春田直樹、浅原利正、丸林誠二、杉野圭三、土肥雪彦、岩崎泰政：Two port systemの内視鏡下筋膜下不全穿通枝切離術が有用であった感染を伴う静脈性潰瘍の1例。日本内視鏡外科学会雑誌6（1）：107-112、2001
7) 春田直樹、浅原利正、丸林誠二、杉野圭三、岡島正純、吉岡伸吉郎、板本敏行、三浦義夫、中原英樹：2ポートシステム内視鏡下筋膜下不全穿通枝切離術 手術成績と手術適応に関する検討。静脈学12（1）41-49、2001
8) 春田直樹、山根修治、新原 亮、望月高明、浅原利正、杉 桂二：内視鏡下手術の全て】腹壁、血管ほかの手術 内視鏡下筋膜下不全穿通枝切離術（解説/特集）外科治療86巻増刊：1020-1027、2002
9) Naoki Haruta, T.Asahara, S.Marubayashi, K.Sugino, Y.Miura, H.Nakahara：Technical Procedure of Two-Port System Subfascial Endoscopic Perforator Vein Surgery（TPS-SEPS）. International Journal of Angiology, 11：17-22, 2002

2-2 SEPSの歴史とこれから（海外と日本）

佐戸川　弘之

2-2-1. はじめに

　下肢静脈瘤を含むCVIの重症例において、IPVがうっ滞症状を来す原因として大きな役割を果たしていると考えられている。そのため、IPVを処理し逆流を遮断することが治療上重要となる。

　歴史的にその方法にはいくつかの手技が施行され、実施されてきた。なかでも内視鏡を用いて筋膜下腔経由で穿通枝静脈を遮断する、SEPSは、日本において現在まで着実に発展し、2014年に保険適用となった。そして今後も盛んに応用されると考えられる手技である。

　ここに、現在のSEPSの実状と手技について本書がまとめられた。そこで、今までのSEPSの発達の経緯について振り返ってみる。

2-2-2. 世界のSEPSの歴史

　穿通枝静脈に対する処置法について、初めCockettらは、筋膜上での結紮を薦めていた[1]。しかし皮膚病変を伴う症例において、下腿の皮下組織は組織の硬化癒着が強固であり穿通枝静脈や瘤の処理は困難である。

　一方、筋膜下腔は癒着が少なく、剝離操作も容易である。これを考慮し、1938年Lintonが下腿中央に大きく皮膚切開を加え、筋膜を切開し筋膜の裏側においてIPVを結紮処理する手術法を報告した。これが有名なLinton手術であり[2]、以後世界中で施行された。しかし、本術式は皮膚切開が大きく、創部が皮膚病変に及ぶと創部が潰瘍化するなど合併症も多かった。そのた

め、皮膚切開を工夫したLim法などの方法が考案され施行された。一方医療器具の発達とともに、内視鏡装置も進歩し、それを用いた低侵襲の手術が好まれ盛んに行われるようになってきた。静脈疾患においても例外ではなく、内視鏡下の手術が施行されるようになった。そこで登場したのがSEPSであり、1985年Hauerらが初めて報告した[3]。皮膚が健常な部分の小切開創から内視鏡を挿入し、病変部位の穿通枝静脈の処理が可能となったため、創のトラブル等の合併症の心配がなくなった。

当初は、従来の気管支鏡や縦隔鏡を応用しSEPSを施行していたが、その後IPV処理専用の内視鏡システムが作成された。このシステムは、外套管に内視鏡装置を挿入しIPVを観察、さらに内視鏡の鉗子孔から剥離鉗子や切離鉗子を挿入し処理する1ポートシステムであった(図1)。これだと外套管の先端の保持によって生じたスペースにより筋膜下腔の視野を得るようにするため、視野は比較的限られたものであった。SEPSは、この当時Hauerらの呼称に従ってESDP(endosopic subfascial discission(dissection)of the perforating vein)と呼ばれていた。

次いで、腹部外科などに使用する内視鏡装置の導入がなされ、内視鏡ポートと操作ポートの分離によるSEPSが施行された。O'Donnellらは、胆嚢摘出用腹腔鏡装置を用いてSEPSを施行し、Video-contorolled surgical approach to subfascial ligationとして報告した[4]。1993年にはConradがCO_2送気を導入し筋膜下腔のスペースを確保するようにし、視野の確保がより容易

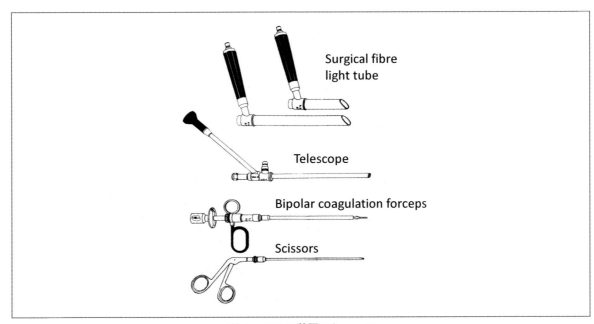

図1　ESDP装置のシェーマ

となった[5)]。さらにGloviczkiらが大腿のターニケットとCO_2を使用する方法を広め、アメリカで広く行われるようになり、有名な北アメリカレジストリーが結成され[6)]、SEPSが広く施行されるようになった。この頃から、内視鏡下筋膜下不全穿通枝切離術は名称もsubfascial endoscopic perforator (perforating vein) surgery (SEPS)と統一してよばれるようになり、1990年から2000年にかけて多くの臨床報告がなされ有用性が強調されてきた。

Dutch SEPS trialでは、内科的治療に比べSEPS群で有意に潰瘍の治癒期間が長く[7)]、３～５年の遠隔で潰瘍の非再発が80～90%であることが報告された[8)]。しかし2000年代後半になると、硬化療法、特にフォーム硬化療法が登場するに至って[9)]、エコーガイド下の硬化療法によるIPV処理の有効性が強調されてきた[10)]。さらに一方では、EVLAや高周波焼灼術等の血管内治療が伏在系静脈に盛んに行われるようになってきた。これに伴い2000年代前半には、IPVに対するカテーテルによる熱焼灼処理(特に高周波による焼灼)が行われるようになり、90%以上の良好な閉塞率を示し、合併症も少ないことが報告された[11)]。

これらのIPV処理法の発達とともに、SEPSの手技の煩雑性も影響し、欧米ではその使用が少なくなってきてしまった。

2-2-3. 日本でのSEPS

日本においては、1994年東京医科大学病院の小櫃らが初めてオリンパス社製の光学視管を用いたSEPSの臨床経験例の報告を行った(図２)[12)]。同年

内視鏡的筋膜下交通枝切離術の経験

小櫃由樹生　土井　信　矢野　浩巳
小長井直樹　石丸　新　古川　欽一

●要　約：静脈うっ滞性潰瘍を合併する1次性下肢静脈瘤2例2肢に内視鏡を用いた筋膜下交通枝切離術を施行した．手術は径10mm，長さ30cmの内視鏡を下腿中央部の切開創より筋膜下に挿入し行った．症例1では3本，症例2では2本の不全交通枝が同定でき，電気凝固によりこれを切離した．

本術式は直視下に不全交通枝の検索ならびに切離が可能であり，従来より行われてきたLinton法などの筋膜下交通枝結紮術に比較し手術侵襲，創部合併症が少なく有効であると考えられた．

●索引用語：静脈性下腿潰瘍，不全交通枝，内視鏡的筋膜下交通枝切離術

静脈学，5(2)：229-233，1994

図２　小櫃らのSEPS報告論文

当教室でもSEPS専用装置であるRichard Wolf社製の1ポートシステム装置による経験例13例について報告した[13]。著者らの装置はESDP8780(Richard Wolf、Knittlingen、Germany)であり、Hauerらが使用したものと同じ型であった。同時期日本のオリンパス社でも、新たにSEPS専用のシステムを作成した[14]。視野スペースの確保の工夫として、小児用クスコを筋膜下腔に挿入し、内視鏡を挿入する報告も認められた[15]。システムとしての工夫には、2000年には広川らがソフトトロッカーを用いたCO_2送気でのSEPSの工夫を報告した[15]。これはひとつの皮膚切開からソフトトロッカーを挿入する方法で、この部分から内視鏡と鉗子が挿入可能となっており、手技上の容易さが向上した。それまでの内視鏡システムは1ポートシステムであったため、視野的には処理が難しいことも多かった。そこで2000年になり、春田らが2ポートシステムによる方法を工夫し、アクセスポートにEndoTIP® cannula (Karrl Storz社、Tuttlingen、Germany)を用いることで手技の簡略化をはかりその有用性を報告した[17]。

SEPSのシステム以外の手技の工夫については、従来SEPSの穿通枝静脈の処理にはクリッピングや電気凝固が行われてきたが、2001年に八杉らが[18]、potassium-titanyl-phosphate(KTP)レーザーの焼灼による処理法を報告し良好な処理成績を報告した。最近はUCS(ultrasonic coagulating shears；超音波凝固切開装置)(ハーモニックスカルペル等)等がよく用いられ処理がより簡便となってきている。また筋膜下腔の剝離は比較的容易であるが、さらに簡便にするため、挿管用チューブのカフや後腹膜剝離用のバルーンカニューレなどの応用も行われてきた。また麻酔に関しても、従来のSEPSの場合全身麻酔または脊椎麻酔での報告であったが、松本らは局所麻酔によるSEPSを行いその有用性を報告し、より低侵襲な方向へ向かってきている[19]。

2-2-4. 内視鏡下静脈疾患治療研究会

日本でのSEPS治療におけるエポックメーキングは、2002年に春田らが中心となり京王プラザホテル(東京)にて第1回内視鏡下静脈疾患治療研究会が開催されたことである(図3)。これを機に、SEPSへ注目が集まり継続的な研究が行われるようになった。CVIの患者を取り扱う医師が参加し、この研究会が定期的に開催され、SEPS施行が地道に行われ情熱が盛り上がってきた。

その成果として、2009年5月には晴れてSEPSが先進医療として認定されるに至った。その後先進医療としてSEPSを施行する施設の数が増加し、積極的に症例が積み重ねられた[20]。その結果が実り、2014年の保険改正に伴いSEPSが正式に保険適用として認められるようになった。

　これらの成果はSEPSを施行してきた先達と内視鏡下静脈疾患治療研究会を中心とした血管外科医の努力のたまものと言っても過言ではないと考えられる。そしてここに著された本書は、その内視鏡下静脈疾患治療研究会のメンバーが中心となって作り上げたSEPSについての集大成である。

2-2-5. 終わりに

　以前、日本でも硬化療法が研究会を機に盛んに行われるようになった歴史がある。2006年にはフォーム硬化療法についての第2回ヨーロッパコンセンサスミーティングが開催され、コンセンサスがまとめられた。それが日本静脈学会によって翻訳され、硬化療法の中でもフォームを用いる方法が一般化してきた。

　また、EVLAが2011年に、高周波焼灼術が2014年に保険適用となり、全国で爆発的に下肢静脈瘤の血管内治療が行われるようになっている。しか

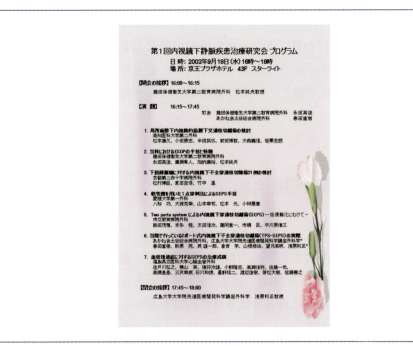

図3　第1回内視鏡下静脈疾患治療研究会のプログラムポスター

し、IPVに対する処置法として、UGS(Ultrasound-guided Sclerotherapy；超音波ガイド下硬化療法)やPAPsが、まだ日本で周知されているとは言えない現状がある。Society for Vascular SurgeryおよびAVF(American Venous Forum)のガイドラインでは、病的な穿通枝静脈の処理に対する治療法として、SEPSまたはUGSか熱焼灼術を、低いレベルではあるが推奨している[21), 22)]。

　日本における現在のSEPSの成果の集大成が本書であるが、今後日本でも、SEPSだけでなくフォーム硬化療法やPAPsなども含めて穿通枝静脈に対する治療法を追及していく必要がある。そして日本からのエビデンスを世界へ発信していくことが重要であると考えている。

参考文献

1) Cockett FB, et al: The ankle blow-out syndrome; a new approach to the varicose ulcer problem. Lancet 3: 17-23; 1953.
2) Linton RR: The communicating veins of the lower leg and the operative technique for their ligation. Ann Surg 107: 582-593; 1938.
3) Hauer GH: The endoscopic subfascial division of the perforating veins-preliminary report. VASA 14: 59-61; 1985.
4) O'Donnell TF Jr, et al: Surgery for incompetent perforating veins at the Millennium. A gentler and kinder approach than at the start of the century. Yao JST, ed. Current techniques in Vascular Surgery. Chicago Ill, Palmetier Publishing, Inc, 2001.
5) Conrad P: Endoscopic exploration of the subfascial space of the lower leg with perforator vein interruption using laparoscopic equipment: a preliminary report. Phlebology 9: 154-157; 1994.
6) Gloviczki et al: Safety, feasibility, and early efficacy of subfascial endoscopic perforator surgery: a preliminary report from the North American registry. J Vasc Surg 25: 94-105; 1997.
7) Van Gent WB, et al: Conservative versus surgical treatment of venous leg ulcers: a prospective, randomized, multicenter trial. J Vasc Surg 44: 563-571; 2006.
8) Tenbrook JA Jr, et al: Systematic review of outcomes after surgical management of venous disease incorporating subfascial endoscopic perforator surgery. J Vasc Surg 39: 583-589; 2004.
9) Masuda FM, et al: The effect of ultrasound-guided sclerotherapy of incompetent perforating veins on venous clinical severity and disability scores. J Vasc Surg 43: 551-557; 2006.
10) Bergan J: Sclerotherapy: a truly minimally invasive technique. Perspect Vasc Surg Endovasc Ther 20: 70-72; 2008.
11) Elias S, et al: Ultrasound-guided percutaneous ablation for the treatment of perforating vein incompetence. Vascular: 15: 281-289; 2007.
12) 小櫃由樹生、他：内視鏡的筋膜下交通枝切離術の経験。静脈学5：229-233；1994.
13) 佐戸川弘之、他：内視鏡を用いた静脈外科。日血外会誌3：613-618；1994。
14) 永田英俊、他：下肢静脈瘤に対する内視鏡下筋膜下不全穿通枝遮断術(ESDP)の手術手技。日鏡外会誌8：301-306、2003。
15) 山田朗、他：内視鏡を利用した筋膜下交通枝結紮術。血管外科14：43-45；1995。
16) 広川雅之、他：下肢静脈瘤に対するソフトトロッカーを使用したCO2送気下内視鏡的筋膜下交通枝切離術。静脈学11：315-321；2000。
17) 春田直樹、他：2ポートシステムによる内視鏡筋膜下不全穿通枝切離術。手術54：1113-1117；2000。
18) 八杉巧、他：一次性下肢静脈瘤に対する細径内視鏡下筋膜下不全穿通枝遮断術(SEPS)－低

侵襲手技の開発．静脈学12：291-296、2001．

19）松本康久、他：当科における内視鏡的筋膜下交通枝切離術の検討．局麻下限局的SEPS(L＆L-SEPS)の試みも含めて．日血外会誌11：379；2002．

20）春田直樹、他：先進医療対象とした内視鏡下筋膜下不全穿通枝切離術(SEPS)手術症例の臨床成績とVCSS(Venous Clinical Severity Score)による術式評価の試み．日外学会誌114：455；2013．

21）Gloviczki P, et al：The care of patients with varicose veins and associated chronic venous diseases：clinical practice guidelines of the Society for Vascular Surgery and the American Venous Forum. J Vasc Surg 53；2S-48S；2011.

22）O'DonnellTF, et al：Management of venous leg ulcers：clinical practice guidelines of the Society for Vascular Surgery® and the American Venous Forum. J Vasc Surg 60(2S)：3S-59S；2014.

2-3

SEPSの適応、評価法

星野　祐二

2-3-1. 適応

　一言で言ってしまえば、"圧迫療法にても治癒しきらない皮膚症状を伴うCEAP分類C4〜C6の下肢静脈瘤症例で、皮膚病変部周囲にIPVを有するもの"となるが、本稿においてはより具体的にその臨床上の適応、解剖学的な適応、治療ストラテジーについて説明する。

(1) 臨床上の適応

　IPV処理の意義についてはこれまでも多くの議論がなされてきているが、下肢静脈瘤に随伴する皮膚病変発症にIPVが関与している事は間違いないものと思われる[1]。故にIPV処理が必要となる病態としては、皮膚症状を有する下肢静脈瘤症例となり、CEAP分類ではC4〜C6症例が適応となる。潰瘍部周囲や脂肪硬化像、うっ滞性皮膚炎周囲にあるIPVに対し直達式にアプローチする事は、露出困難であるだけではなく手術創部自体が潰瘍になってしまう危険性が高い。健常皮膚部位よりアプローチでき、炎症の波及しにくい筋膜下よりIPVに到達できる事が、最もSEPSに臨床的価値が有するところである。

(2) 解剖学的適応

　IPVの定義、診断は別項に譲るが、SEPSにて解剖学的に処理できる穿通枝静脈の部位としては、前方は脛骨付着部、後方はSSV付近までであり、上下は脛骨内側踝下部より足関節付近までであり主に浅後方コンパートメントに存在するIPVである。下腿下部では深後方コンパートメントより直接表在静脈につながり浅後方コンパートメントを通らないケースも多く、その場合は筋膜切開しコンパートメントを超えてのアプローチが必要となる（図）。

下腿下部、特に内果付近に近付けば近付くだけワーキングスペースが小さくなり、かつ付近に後脛骨神経(posterior tibial nerve)の枝がある場合があるので剥離時に注意が必要となる[2]。また脛骨と強く密着している様なParatibial IPVに関しても剥離困難な場合があり、無理に剥離面が大きくしてしまうと術後にfluidが貯留してしまうリスクもあり得る。逆に言うとこれがSEPSの限界とも考えられる。

一方で、IPVの解剖学的特徴より考えると、その性状は常に一定ではなく、時に伴走動脈を認めたり複数本並んで走行している場合もある。伴走動脈に関しては必ずしも温存する必要はなく視野の妨げになる様なら切離しても問題ない。6-2にて後述するが、上記のような性状の穿通枝静脈に対しSEPSではなくレーザーやラジオ波デバイスを使用するPAPs[3]や硬化剤を使用するUGS(Ultrasound-guided Sclerotherapy；超音波ガイド下硬化療法)[4]でアプローチするのは予想外の合併症をひき起こす危険性がある。

(3)治療のストラテジー

どのタイミングでSEPSを行うべきかであるか、CEAP分類でC4〜C6の下肢静脈瘤症例で伏在静脈に逆流を認める場合、深部静脈逆流の有無に関わらず、まず伏在静脈の治療(ストリッピング術、EVA)を先に行うべきである。その際に下腿皮膚炎部周囲にIPVを同時に認める場合、伏在静脈手術と同時にSEPSを行っても良いし、まず伏在静脈だけ処理しておいて、その後も皮膚炎、潰瘍病態が遷延する場合に2期的にSEPSを予定しても良いと思われる。稀ではあるが、表在静脈に逆流がなくIPV単独によりうっ滞性の症

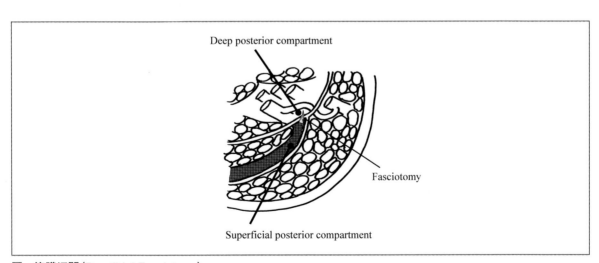

図　筋膜切開(Paratibial Fasciotomy)
IPVが深後方コンパートメント(Deep posterior compartment)にある場合、浅後方コンパートメント(Superficial posterior compartment)より筋膜切開を行い、コンパートメントを超えて深後方コンパートメントにアプローチが必要となる。

状が出る場合もあり得る[4]。その場合はSEPSのみの手技で問題ない。伏在静脈手術およびSEPSを行っても皮膚病変が治癒に至らない場合は、他疾患関与の可能性、残存IPVの再精査、深部静脈へのinterventionの必要性等を考慮する必要がある[5]。

2-3-2. 評価法

　SEPS術後成績としての評価法は、潰瘍症例の場合は潰瘍の治癒期間やulcer free time等として比較的考え易いが、C4C5症例の場合はなかなか評価が困難である。IPV処理のみではAPG等といった血行力学的評価法ではなかなか有意差がでにくいとされている[6]。最近では、一般的な下肢静脈瘤の評価法として、SF36等といった患者側からの評価とVCSS等といったphysician側の評価を合わせるのが望ましいとされている[7]（表）。SEPSの評価法についてもこれに準ずるものと思われる。

参考文献
1) Kalra M, Gloviczki P, Noel AA, et al: Subfascial endoscopic perforator vein surgery in patients with post-thrombotic venous insufficiency -- is it justified? Vasc Endovascular Surg.

表　VCSS（Venous clinical severity score）

属性	無し（0）	軽度（1）	中等度（2）	高度（3）
痛みの程度	無し	時々	活動制限・時に鎮痛剤	日常生活制限・鎮痛剤毎日
静脈瘤分布域	無し	側枝型	大腿or下腿限定の伏在静脈瘤	下肢全体の伏在静脈瘤
静脈浮腫	無し	夕方に足関節部に生じる	午後下腿に浮腫	朝からあり、生活制限を要す
下腿色素沈着の範囲	無し/軽度	広いが限定的、古く茶色	中下1/3ほぼ全周or新しい（紫色）	中下1/3より広範囲and新しい
下腿炎症の範囲	無し	潰瘍周囲に限局	中下1/3ほぼ全周	中下1/3より広範囲or著明な湿疹
下腿硬結の範囲	無し	内外果部近傍5cm以下	中下1/3の内側or外側	中下1/3ほぼ全周
活動性潰瘍数	無し	1個	2個	2個以上
活動性潰瘍径	無し	2cm以下	2～6cm	6cm以上
潰瘍病悩期間	無し	3ヵ月以下	3～12ヵ月	1年以上
弾性着衣使用	無し	時々使用	毎日使用	毎日＋挙上

2002 ; 36(1) : 41-50.
2) Whiteley MS, Smith JJ, Galland RB.: Tibial nerve damage during subfascial endoscopic perforator vein surgery. Br J Surg. 1997 Apr ; 84(4) : 512.
3) Hingorani AP1, Ascher E, Marks N, Shiferson A, Patel N, Gopal K, Jacob T.J.: Predictive factors of success following radio-frequency stylet(RFS)ablation of incompetent perforating veins(IPV). Vasc Surg. 2009 Oct ; 50(4) : 844-8.
4) Masuda EM, Kessler DM, Lurie F, Puggioni A, Kistner RL, Eklof B. The effect of ultrasound-guided sclerotherapy of incompetent perforator veins on venous clinical severity and disability scores. J Vasc Surg. 2006 Mar ; 43(3) : 551-7.
5) Maleti O, Perrin M. Reconstructive surgery for deep vein reflux in the lower limbs: techniques, results and indications. Eur J Vasc Endovasc Surg. 2011 Jun ; 41(6) : 837-48.
6) O'Donnell TF Jr. The present status of surgery of the superficial venous system in the management of venous ulcer and the evidence for the role of perforator interruption. J Vasc Surg. 2008 Oct ; 48(4) : 1044-52.
7) Vasquez MA, Munschauer CE. Venous Clinical Severity Score and quality-of-life assessment tools: application to vein practice. Phlebology. 2008 ; 23(6) : 259-75.

3

IPVの診断の実際

3-1

エコー
Ⅰ　IPVの同定と診断にはドップラーエコーが有用である

篠崎　幸司

3-1(Ⅰ)-1. セッティング

　エコーはドップラー機能のある機種で、プローブは表在用の5〜10MHzのリニア型のプローブを用いるのは静脈瘤の診断時と同様である。静脈の拡張が得られるのと、逆流を検出するために、体位は立位または座位で行うのが基本である。
　立位の場合は手すりや柵など利用して立位を保ちやすくする工夫が有用である。IPVの観察には、時間が必要な場合もあり、高齢者の場合など立位で検査を続けると転倒や気分不良などの危険性もあり、注意を要する。
　背もたれを用意した座位で足台に踵を乗せた体位は被験者、検査担当者ともにストレスが少なく、下肢全域の逆流の有無も判定できるため有用である。可動性の診察台が利用できる場合は約30度頭側を高くしたトレンデレンブルグ体位を用いて検査を行う。

3-1(Ⅰ)-2. カラードップラー法によるエコー検査

　まず、深部静脈の開存性、逆流の評価を行うのが基本である。膝窩静脈(Popliteal vein)レベルと大腿静脈(Femoral vein)レベル両方で行う。続いて表在静脈(Superficial vein)の開存性、逆流、サイズの評価をGSV、SSVについて行う。
　次いで表在静脈の走行に沿ってプローブを滑らせながら観察して穿通枝静脈の検出を行う。まず、横断で観察して表在と深部に直線的あるいは数珠状

に連結する低吸収性の索状物(穿通枝静脈)を探索する。穿通枝静脈は大小合わせると下肢に140本位存在するとされるが、主要なものとしてはDodd穿通枝(Dodd perforator)、Boyd穿通枝(Boyd perforator)、Cockett穿通枝(Cockett perforator)がよく知られている[1]。Dodd穿通枝とBoyd穿通枝はGSVの本幹と深部静脈の間を交通するが、Cockett穿通枝は下腿内側で後方弓状静脈と後脛骨静脈(Posterior Tibial vein)を交通している。下腿内側から内果部にかけては下腿潰瘍の好発部位であり、ここに皮膚炎や潰瘍などの病変がある場合は特に慎重に検索する。索状を認めたら、カラーシグナルを入れて観察をすすめる。

　逆流の有無はバルサルバ法で腹圧を加圧時または、下方の組織を用手的に加圧(ミルキング)し、圧迫時と圧迫解除時の穿通枝静脈の血流を観察する。通常は表在から深部方向への順方向への血流のみであるが、表在方向への血流が観察されたら穿通枝静脈の逆流ありと評価される。次いで穿通枝静脈のサイズの測定を行う。立位または座位で拡張した状態での径をエコー上で測定する。穿通枝静脈に深部から表在への逆流が確認され血管径が3mm以上であればIPVと診断する。部位の正確な決定には横断面とともに縦断面での観察も併せ行い縦横で確認した上で必要なら油性のペンを用いてXなどのマークを行う。

3-1(I)-3. エコーでの検出法の問題点と工夫

　穿通枝静脈に逆流があり拡張している場合でも、条件によって逆流が検出し難いことがあり注意を要する。立位や座位での体勢で検査を行っても、逆流はあくまで深部と表在の静脈内圧の格差がある場合に生じるため、穿通枝静脈の機能不全があってもこの圧格差が著明でないと検出されない場合があるとされる。

　このため検査時に行う工夫が提案されている。一つは膝窩部で用指的に深部静脈、この場合膝窩静脈を圧迫して下腿の深部静脈圧を一時的に増加することにより穿通枝静脈を経由して表在静脈への逆流が検出しやすくなるとされる。これをあえて臥位または腹臥位で検査を行い深部静脈、表在静脈の拡張をやや軽減した状態で検査する方法もある[2]。著者らは、立位のままで駆血帯を用いて表在静脈の圧を一時的に減少させて検査する方法を用いている[3),4)]。これは表在の静脈不全と合併する穿通枝静脈を検出した場合、その逆流の有無と穿通枝静脈の病態への影響度を推し量るための検査として行っ

ている。

　穿通枝静脈の頭側の表在静脈を駆血帯で駆血することで表在の逆流をブロックする(図)。この状態では駆血した高さ以下での表在静脈内の圧は軽減されるため、深部静脈と表在静脈間の圧格差が生じ易くなりIPVの逆流の検出に有利になる。またこの表在静脈を駆血して逆流をブロックした状態は静脈瘤手術により表在の逆流のみをコントロールした場合の血行動態を反映しており、その状態での穿通枝静脈逆流がどの位残存するかを推定するのに適している。表在静脈瘤とIPVが合併する場合に同時手術が良いのか、まず表在静脈のみの治療ではどのようになるかという判断の助けになる。潰瘍底やその周囲をプローブで検査する場合にはプローブの汚染に注意が必要である。清潔操作で行う必要はないが、MRSAなどの菌によるプローブの汚染を防ぐためには、ゼリーを置いたプローブをラップフィルムでカバーして検査を行う方法が有用である。

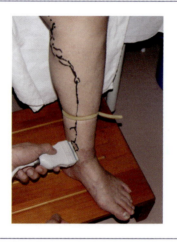

図
穿通枝静脈の頭側の表在静脈を駆血帯で駆血することで、表在の逆流をブロックする。

参考文献

1) Pesta W, Kurplewski W, et al. The place of subfascial endoscopic perforator vein surgery (SEPS) in advanced chronic venous insufficiency treatment. Wideochir inne Tech Malo IN-WAZYJNE 2011; 6: 181-189
2) 草川 均、小津泰久、駒田拓也、片山芳彦．当院における不全穿通枝に対する治療方針．静脈学2014; 25: 297-305
3) 篠崎幸司、太田英夫、片山智博、他：不全穿通枝を伴う慢性静脈不全に対する治療方針、静脈学2014; 25(3): 306-311
4) Folse R, Alexander RH. Derectional flow detection for localizing venous valvular incompetency. Surgery 1970; 67(1): 114-121

3-1

エコー
II 下肢静脈エコー 当院での工夫

武田 亮二

3-1(II)-1. 知っておくべき解剖の基礎

*下肢静脈の構造の詳細については「2-1」を参照

(1)下肢静脈の構造[1]

下肢静脈は皮膚と筋膜を走行する表在静脈〔Superficial vein(GSV と SSV)〕と筋膜下の深部を走行する深部静脈、〔腸骨静脈、大腿静脈(Femoral vein)、膝窩静脈(Popliteal vein)、前脛骨静脈(Anterior Tibial vein)、腓骨静脈(Fibular vein)、ヒラメ静脈(Soleus vein)、腓腹静脈(Sural vein)〕そして、表在静脈と深部静脈をつなぐ穿通枝〔Dodd、Hunter、Boyd、Cockett I II III〕がある。

3-1(II)-2. エコーの手順[2]

(1)条件設定

使用するプローブは、骨盤部に使用するコンベックス型やセクタ型プローブではなく、大腿・膝窩・下腿部をみるためには7～12MHzのリニア型プローブまたは5.0～6.0MHzのコンベックス型プローブを主に使用するとよい。形態診断おいてはBモード法を、血流診断はカラードップラー法あるいはパルスドップラー法を用いる。Bモード法の場合、ゲインは血流がわずかに描出されるように調節し、ダイナミックレンジをやや広めに設定するとよいと思われる。多重反射の影響より明瞭な画像保存のためには、フォーカスを目的血管に一致させることが重要である。カラードップラー法の場合、Bモードのゲインを低めに調節し、血管外のノイズを減らすためカラーゲイ

ンを高め、ドップラーフィルターを低く設定する。静脈血流は動脈に比べて遅い為、流速レンジも 5～10cm/sec に下げる。

逆流時間はパルスドップラー法で測定するが、動脈に比べ静脈の流速は遅いので、低流速血流を検出できるように、ドップラーフィルターを低めゲインを高めに設定する。サンプルボリューム位置は逆流が最大となる血管中央部の弁下方に調整する。Sweep speed は一画面で 5 秒程度記録できるようにする。当院では 0.5 秒以上を逆流としているが、逆流時間と症状は必ずしも一致しないこともある。当院でも、SFJ や SPJ での逆流時間は測定しているが、SEPS のため術前マーキング目的で IPV を検索する場合、下腿の IPV の位置や形態は確認するが、すべての IPV で逆流時間を測定することはしていない。

(2) 検査体位

基本は立位または半座位である。医療安全という見地では、転倒しやすい立位で長時間検査を行うことはあまり奨められないが、やはり立位でのエコー検査が見やすいので、当院ではエコー室に高さの変わるベッドと手すり（図1）を設置して、安全につとめている（American Venous Forum でも立位を推奨）。

鼠径部や膝関節部は立位が診やすく、大腿内側や下腿は、半座位でも可能である。

(3) 静脈の描出方法

① GSV

鼠径靭帯付近で総大腿動脈と総大腿静脈を確認し、末梢側に走査すると

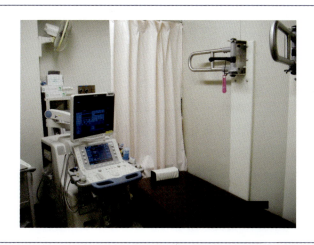

図1　エコー室
手すりつきの昇降可能ベッドを設置。

SFJが描出される。弁不全が最も多く、弁自体も観察できることが多い。

続いて、GSVをプローブで追いかけながら、大腿内側へすすむ。通常この位置では、浅在筋膜と深在筋膜との間(saphenous component)を走行している。大腿下部でDodd穿通枝が発見されることも多いが、通常SEPSの対象にはならない穿通枝静脈である[3]。

②下腿

大腿部からGSVを追いかけてもよいし、内側の脛骨後方から観察しGSVを見つけてもよい。SEPSに多い再手術例などでGSVが処理されている場合や、分枝の静脈瘤が激しい場合、どれがGSVかわかりにくい場合がある。その場合は足関節部から中枢へ追いかける。現在ではGSV内果まで全長ストリッピングされているケースは少なく、ほとんどのGSVは内果付近で同定できる[4]。

③SSV

膝関節背部より10cm程度頭側から足側へ追いかけてもよいが、膝窩からやや末梢の下腿で(腓腹筋中央部分)腓腹筋の内頭と外頭の筋膜内に走行するSSVを確認し、中枢、末梢を確認している。ご存知のようにSSVの合流は、通常型、高位型、低位型に分かれるので、どこの静脈にどの部位で合流するか追いかける必要がある。

④穿通枝静脈

BモードでGSVや分枝を中枢から追いかけ、筋膜の欠損部を探る。Boyd穿通枝は下腿の近位でGSVまたは後脛骨静脈(Posterior Tibial vein)に合流する。下腿遠位の内側、踝部上方17cmで末梢からCockett穿通枝 Ⅰ、Ⅱ、Ⅲが存在する。通常中枢にいくほど太い。

下腿背側にも穿通枝静脈が存在し、内果と外果付近の潰瘍の場合、アキレス腱付近の内側・外側を調べることも重要である。

健常人ではIPVは検出できないことが多く、通常3mm以上から描出可能となる。表在静脈の蛇行が強いとなかなかわかりにくいこともある。遠位圧排＝加圧(ミルキング)による血流誘発法を使い検査するが、加圧(ミルキング)はふくらはぎをしっかり挟み込み、もむことがポイントである。また、1回行った後は少し時間をおいて繰り返す。

当院では、GSV、SSV逆流の影響を排除するため、駆血帯でSFJやSPJのやや末梢を縛った後、下腿の穿通枝静脈を調べている。(図2)

IPVが多い場合、用手的にIPVを圧迫して、それぞれの逆流を検査することも多く、表在の静脈をなでて脱血したのち穿通枝静脈と思われる部位を用手的に圧迫し、静脈の怒張がないかも同時に確認している。足部の静脈性潰

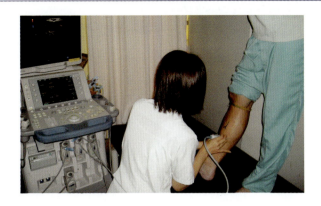

図2　ベッド上で立位になってもらい下腿を測定
まず、表在静脈の検索、続いて駆血帯を巻いてIPVマーキング

瘍が疑われる場合、足背にもIPVが見つかることもある。

　エコー検査には、施設間や施行者による診断率の差はある程度ついてまわるが、できる限り差を小さくするため、院内での検査法・診断基準を統一することが望ましい。

3-1(Ⅱ)-3. マーキングのコツ

(1) エコーの前に：足の状態をみる
　痛みや突っ張り、発赤、違和感などがないかどうか聞く。
(2) エコー操作に入る前
　部屋のライトを落とす前に、全体の足の状態を頭に入れておく。
(3) 実際のエコー中
　マーキングがうまくいかなければ静脈瘤治療はうまくいかない。IPVや伏在静脈の位置を水性マジックでなぞって、デジタルカメラなどで記録しておく。

　潰瘍部はキシロカインゼリーを塗布したりして疼痛の軽減をはかる。潰瘍部の直下に責任IPVがあることもあるが、潰瘍部周辺の周囲数cm以内に逆流が見つかるケースが多い。下肢静脈性潰瘍の場合、多くは責任IPVが1本以上存在する。

　IPVの位置が立位と仰臥位でずれることもあり、最後に仰臥位の位置を再確認してもよい。EVAが普及しており、仰臥位のエコーに慣れている場合、マーキングのみ仰臥位でおこなってもよい。その施設で一番よくIPVが見つ

かる方法をさぐっていただきたい。

(4) SEPSポート挿入部のマーキング

　術前に、すべてIPVが処理でき、健常な皮膚の部位をあらかじめマーキングしておくことも必要である。ポートが静脈瘤をつらぬくと出血しSEPSが行いにくくなる。2つのポートの間は、慣れるまでは5cm程度あけておいたほうが干渉しないでよいが、あまり離れすぎると、同じ筋膜下に入るまで難渋することもある。

　現在は、EVLAとSEPSを同時に行うことも多いと思われる。手術室で皮切除部位に静脈がないかエコーで確認することが良いかもしれない。

参考文献
1) 平井正文ほか：臨床静脈学(阪口周吉編)中山書店、1993
2) 山本哲也ほか：下肢静脈疾患と超音波検査の進め方 p81〜95 医歯薬出版 2007。
3) Naoki Haruta, et al. Technical Procedure of Two-Port System Subfascial Endoscopic Perforator Surgery (TPS-SEPS) International Journal of Angiology 11 17-22, 2002
4) 広川雅之ほか　内視鏡下筋膜下穿通枝手術(SEPS)における解剖：第5回臨床解剖研究会記録 No. 2 2002

3-1

エコー
Ⅲ　診断の世界標準と私の工夫

草川　均

　IPVという言葉は、汎用されてはいるが、そのエコー診断は実際には難しく、行っている人々を悩ませているのが現実であろう。

　不全穿通枝という言葉の意味は、一方弁の機能がなくなってしまった、弁不全を伴う穿通枝を指す。

　しかし、現在のSVS(Society for Vascular Surgery)/AVF(American Venous Forum)の国際基準では、便宜上、IPVとは、穿通枝静脈の径が3.5mm以上、立位での逆流負荷試験で逆流時間が0.5秒以上、という、簡便でわかりやすいものの、本来の意味とはかけ離れたものになっている。明らかに弁不全があるものでも、3.4mmならIPVではないということになってしまうし、明らかに病態に関与していると思われるような高度の皮膚病変の下にある穿通枝静脈でさえ、通常の逆流負荷試験では有意な逆流が観察できないば

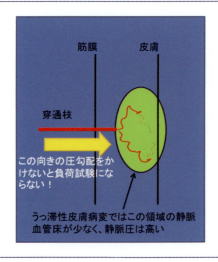

図1　うっ滞性皮膚病変部の穿通枝の逆流負荷試験の難しさ

かりにIPVという診断ができずに困ることは多いと思われる。

その理由としては、二つのことが挙げられる。

一つは、IPV診断における立位での逆流負荷試験の意義が全く不明なことである。立位での逆流負荷試験は、長軸方向に走る深部静脈や伏在静脈では有効だが、そうではない穿通枝静脈に対する逆流の直接的な負荷になるとは基本的に考えにくい。

二つ目は、図1に示したように、特に下腿のIPVでは、伏在静脈本幹と直接大きな交通がない場合は、逆流の末梢の血管床が少なく、しかも重症のうっ滞性皮膚病変を合併していれば、その末梢の血管床の静脈圧は初めから高い。したがって穿通枝静脈の逆流の検出が困難なことは明白である。伏在静脈の逆流が、側枝静脈瘤、穿通枝静脈から深部静脈、などへ流れるために、逆流検出が容易であるのとは対照的である。

現実には穿通枝静脈の弁不全を正確に診断する方法は今のところなく、有意な逆流の検出のみならず、臨床経過、皮膚症状の局在、皮膚症状のある部分への伏在静脈やその側枝の逆流が及ぼす影響などもよく観察して、総合的に

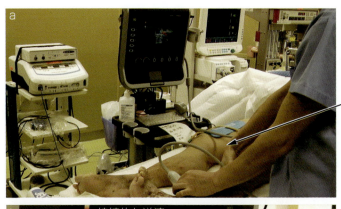
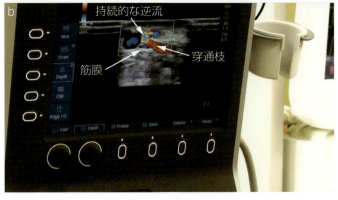

図2　穿通枝静脈の逆流負荷試験の工夫

穿通枝静脈処理が必要かを執刀医自身が決めなければならないのが現実である。

　穿通枝静脈逆流を検出するための負荷の方法の一つとして筆者が試みて効果を上げているのは、図2aに示す如く、患肢を挙上して静脈圧全般を十分下げておいた後、仰臥位とし、膝窩静脈(Popliteal vein)を持続的に圧迫するというものである。実際に、皮膚病変の下にある穿通枝静脈で、従来の立位での逆流負荷試験では逆流時間が0.3秒未満であった症例で、上記の方法で負荷をかけると、0.5秒どころか持続的に近い逆流を検出した症例を、図2bのごとく多く経験した。一つの方法として考慮されてもよいと考えている。

　不全穿通枝のエコー診断には、SVS/AVFの基準だけでは不十分なのは明らかであり、今後さらに論議されていくべき問題であると思われる。

参考文献
1) Gloviczki P, Comerota AJ, Dalsing MC, et al. The care of patients with varicose veins and associated chronic venous disease: Clinical practice guidelines of the Society for Vascular Surgery and the American Venous Forum. J Vasc Surg 2011; 53: 2S-48S
2) 草川 均、小津泰久、駒田拓也、片山芳彦. 当院における不全穿通枝に対する治療方針. 静脈学 2014; 25: 297-305

3-2

静脈造影
(Phlebography、Venography)

八杉　巧

3-2-1. はじめに

　下肢静脈瘤の診療において1990年代までは静脈造影(Phlebography、Venography)は、術前検査のゴールドスタンダードであった。近年は、超音波ドップラー検査(duplex scan)が普及しており、無侵襲であることからも検査の第一選択となっている。

　現在われわれの施設でも術前検査としては、複雑な再発症例などに対してのみ静脈造影を行っている。一方、静脈造影は下肢静脈の全貌をとらえるのには有用で、(1)広範囲の所見を連続して観察可能、(2)動画を見せ、説明しながら行うので患者が理解しやすい、(3)静脈の動的流れを把握できる、(4)副病変が発見しやすい、などの利点がある。また、硬化剤注入の際に透視下で行うことにより、適正な硬化療法が行える。本項では、静脈造影の種類と実際について下肢静脈瘤診断での有用性を中心に解説する。

静脈造影の適応を(表1)に示す。

表1　静脈造影の適応

診　断　（静脈瘤の再発例や複雑な病態のものには特に有用）
・下肢静脈瘤：上行性静脈造影、静脈瘤造影 ・深部静脈血栓症：上行性静脈造影 ・深部静脈弁不全：下行性静脈造影
治　療　（診断の補助、IVR）
・深部静脈血栓症：血栓溶解療法、IVCフィルター、ステント留置 ・下肢静脈瘤：硬化療法

3-2-2. 静脈造影の種類

(1) 上行性静脈造影（ascending phlebography）（図1、2）

患者を透視台の上で仰臥位とし、患肢足背部の皮静脈に22～24Gのエラスターで血管確保する。足関節上部を駆血帯で締めて表在静脈への流入を遮断し、患者を45～60度の半立位とした上で造影剤を40ml、緩徐に注入する。駆血帯より頭側では、造影剤は深部静脈経由で上行することになる。足関節の背屈や検者による腓腹部の加圧（ミルキング）により、造影剤の頭側への移動を促す。

造影剤が鼠径部に達したら、患者に腹圧をかけさせる。GSV、SSVの逆流の有無を確認し、IPVの有無などを観察する。その後、半立位のまま駆血帯を解除し、表在静脈も含めて全域に造影剤が行き渡るようにする。最後に透視台を水平に戻し、さらに下肢全体を観察する。所要時間は2～5分である。DVTの有無や静脈形成不全なども診断可能である。

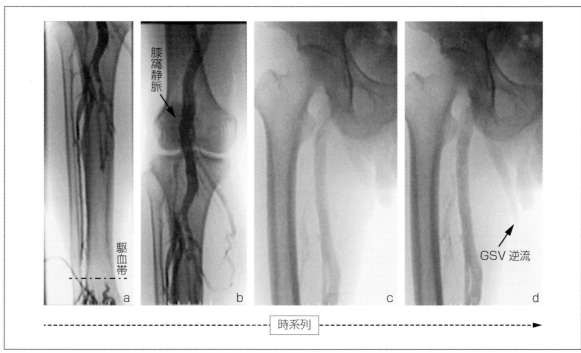

図1　上行性静脈造影(1)（左下肢）
a：足関節上部を駆血帯で締めて足背部の皮静脈から造影剤を緩徐に注入する。
b：造影剤は深部静脈内を上行する。
c：造影剤は15～30秒で鼠径部に達する。
d：SFJに弁不全があるとバルサルバ法によりGSVの逆流が認められる。

(2) 静脈瘤造影（varicography）（図3）

　患者を透視台の上で半立位とし、視認できる静脈瘤を23G針で穿刺して固定する。穿刺に際して、駆血帯は不要であることが多い。逆血を確認して造影剤を40ml、緩徐に注入する。自然の状態で静脈瘤から流入する穿通枝静脈や深部静脈が観察できる。造影剤が深部静脈に入った時点で腓腹部を加圧（ミルキング）すると、深部静脈経由で造影剤は鼠径部まで達し、上行性静脈造影と同様にGSV、SSVの逆流の有無も確認できる。

(3) 逆行性静脈造影（retrograde phlebography）

　下行性静脈造影（descending phlebography）とも呼ばれる。大腿骨頭付近の深部静脈から造影剤を注入し、弁不全による深部静脈逆流をみるものである。
　一次性下肢静脈瘤の診断には適用されない。

(4) 術中造影（intra-operative phlebography）（図4）

　大腿部の選択的ストリッピングに続いて下腿静脈瘤の硬化療法を行う場合、膝部GSV断端からカテーテルを挿入して造影すると、下腿GSV・後方弓状静脈などの正確な逆流範囲が同定でき、硬化療法に必要十分な硬化剤量が決定される。

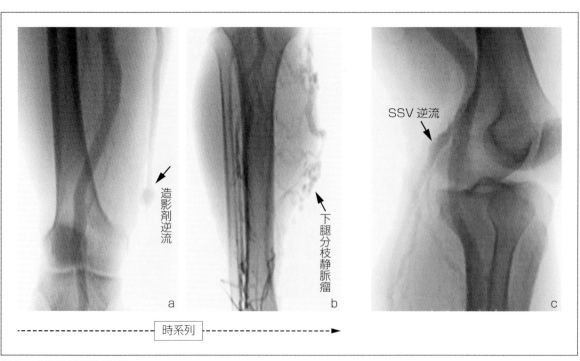

図2　上行性静脈造影(2)
a：GSVの弁不全がある部位まで造影剤は下行してくる。
b：駆血帯を解除し、下肢の表在静脈も含めて全体像を観察する。（図1a、b、c、d、図2a、bは同一症例の時系列表示）
c：膝窩部SPJに弁不全があるとバルサルバ法によりSSVの逆流が認められる。（側面図）

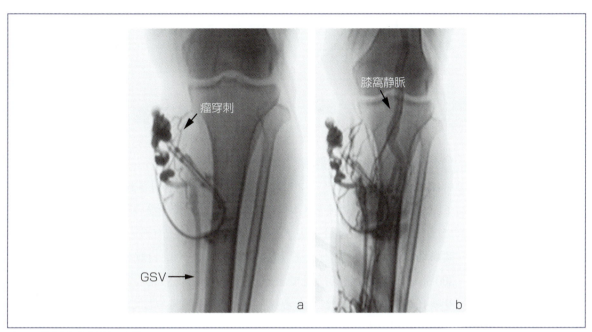

図3　静脈瘤造影（右下肢）
a：静脈瘤を直接穿刺して造影剤を緩徐に注入する。GSVや穿通枝静脈、深部静脈などとの関連が観察される。
b：造影剤注入をさらに続けると、深部静脈に達した造影剤が上行し、上行性静脈造影と同様にGSV、SSV逆流の有無も観察できる。

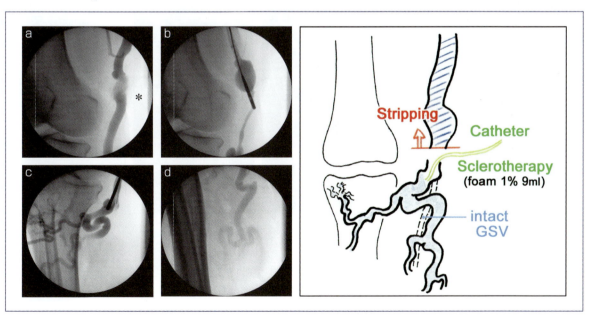

図4　術中造影所見
a：GSV造影。膝上部でGSV屈曲と弁破綻が強度（＊）である。
b：造影ガイド下にストリッパーを進め、膝部まで選択的ストリッピング。
c：GSV断端からの造影。弁機能が正常な膝下GSVは造影されない。
d：イメージを見ながら泡状硬化剤を注入する。

カテーテル先端の位置の工夫により、硬化剤の無用な深部静脈への流入も防止できる[1]。また、GSV屈曲によりストリッパー挿入が困難な場合でも造影ガイド下に皮膚の用手圧迫などを加えて、ストリッパーを進めることができる。

3-2-3. 静脈造影の様々な所見

(1) 一般的な大伏在静脈型静脈瘤

表在静脈の逆流パターンは小谷野ら[2]により分類された（図5a）。GSVが下肢全長にわたり逆流しているTypeⅠは意外に少ない。膝下5～10cm付近で後方弓状静脈、脛骨前方表在静脈などの分枝がGSVに合流し、そこから頭側のGSVに拡張を認めるTypeⅡが最も多く、自験例でも2000年からの300例の下肢静脈造影所見でTypeⅡが74％であった。TypeⅡは選択的ストリッピングの良い適応である（図5b）[3]。参考図として下肢静脈瘤症例の伏在静脈血管内視鏡所見を示す（図6）。

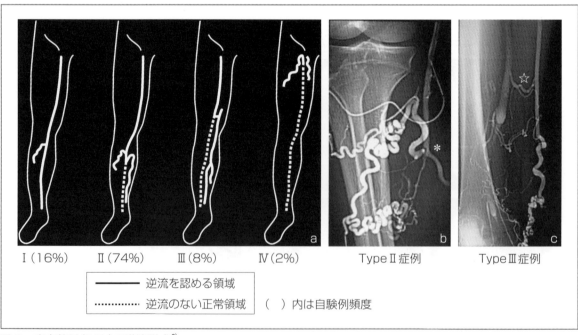

図5　表在静脈（GSV）の逆流形式[2]
a：膝下GSVの弁機能は正常なTypeⅡが最も多い。
b：TypeⅡの上行性静脈造影所見[3]。膝下10cm（＊）以下のGSVは正常
c：TypeⅢの上行性静脈造影所見[3]。　☆：Dodd穿通枝

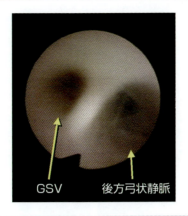

図6　TypeⅡ症例の血管内視鏡所見（下腿：後方弓状静脈分岐部）
GSV内から生食で末梢へ圧をかけると、弁機能の正常なGSVは弁が閉鎖しているが、後方弓状静脈には弁不全があり圧負荷により弁の接合が破綻している。逆流の所見である。

（2）膝上で伏在静脈に合流する静脈瘤（図5c）

　TypeⅢは拡張した大腿部GSVと正常Dodd穿通枝（Dodd perforator）が造影される。合流部以下のGSVは拡張していない。鼠径からDodd穿通枝までの拡張部GSVを抜去し、拡張した表在瘤は切除か硬化療法を追加する[3]。

（3）IPV

　下肢全体では穿通枝は約100本あるとされ、IPVとしてはDodd、Boyd、Cockett穿通枝が重要である。形態については本書の「2-1．IPVの解剖」の項で詳述されている。

①Dodd穿通枝（図7a）

　Dodd穿通枝が静脈瘤の責任静脈である場合は、Dodd穿通枝より頭側のGSVは正常径であり、SFJに逆流はない。GSVの全長抜去は不要で、Dodd穿通枝を確実に結紮切離する。

②Cockett穿通枝（図7b、c、d）

　SEPSの良い適応で、処理される頻度の高いIPVである。上行性静脈造影で、造影剤が駆血帯頭側の深部静脈に達したところで後脛骨静脈（Posterior Tibial vein）から表在への逆流像として認められる（図7b）。図7c、dは同一症例である。本例では造影剤は深部から表在へCockett穿通枝を介して逆流し、表在からすぐにGSVへ流入し、GSV内を上行する。このような場合、超音波では多くの血流像が交錯し、IPVそのものも屈曲しており、描出に若干の熟練を要する。広い範囲を動的に継時的に観察できる静脈造影が有用である。

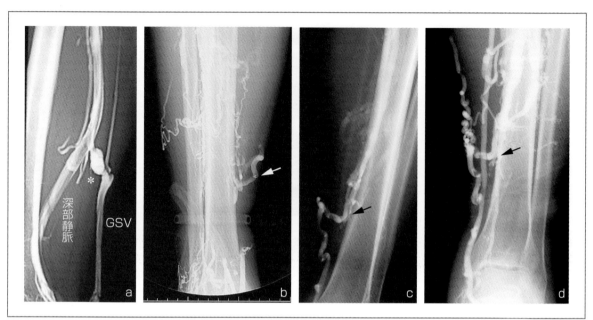

図7　IPVの上行性静脈造影像
a：Dodd穿通枝（＊）
b、c、d：Cockett穿通枝 c、dは同一症例。

(4)ストリッピング術後の再発（図8）

　視診上、下腿に静脈瘤再発を認める場合でも要因は様々である。図8a、b、cは同一症例でストリッピング時に処理されていなかった内側副伏在静脈が瘤化、膝下にまで逆流がおよんだ例である。図8dはCockett穿通枝から再発したものである。図8dのような例では第一治療目的が「IPV処理」であり、SEPSの最もよい適応である。

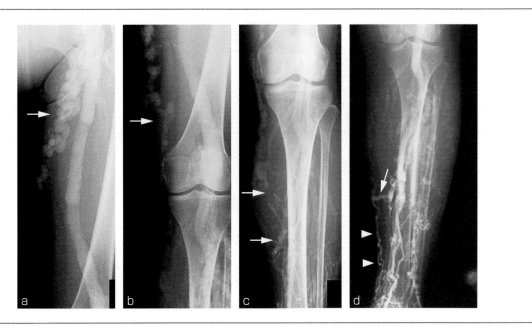

図8 ストリッピング術後の再発形式
a、b、c：残存内側副伏在静脈(➡▷)による再発
d：Cockett穿通枝による再発(➡▷：Cockett ▷：再発瘤)。

3-2-4. まとめ

　下肢静脈瘤診療における静脈造影の実際について概説した。術前評価は超音波ドップラー検査(Duplex scan)でほぼすべてが可能であるが、再発例などで動的全体像をつかむことが必要な症例では、静脈造影が有用である。下肢静脈瘤治療に携わる者は静脈造影の意義を理解しておく必要があると思われる。

参考文献
1) 八杉 巧、今井良典 他 下肢静脈瘤の課題-低侵襲術式の選択と至適な硬化療法を目指して- 脈管学2004; 44(9): 447
2) Koyano K, Sakaguchi S. Selective stripping operation based on Doppler ultrasonic findings for primary varicose veins of the lower extremities. Surgery 1988; 103(6): 615-9
3) 松尾 汎 編 Vascular Lab Vol. 5増刊 血管疾患の診断とモダリティー メディカ出版2008；第7章 下肢静脈・表在213-217

3-3

CT、MRV(MR Venography)

保田　知生

3-3-1. はじめに

　近年、静脈に関する画像診断の向上は目を見張るものがある。Gold Standardとされた静脈造影(Phlebography、Venography)は、下肢静脈エコーや造影CT、MRV(MR Venography)にその座を奪われ、IVR治療に関連しない場合、ほとんど行われなくなっている。当院でも下肢静脈瘤やIPVの診断のために上行性下肢静脈造影(ascending venography)を行うことは稀となっている。下肢静脈造影検査は、CVI、膝窩静脈捕捉症候群、静脈性血管瘤(Venous aneurysm)、PTSなどの診断に用いられる。近年、MDCT(Multi-detector CT：マルチスライスCT)の登場により画像診断は2Dから3Dへも発展し、MRIにおいても単純と造影以外に非造影MRVが開発され、その解釈と診断技術には高度な知識を必要とする。また近年は静脈エコー検査の台頭により検査の非侵襲性も優先順位にあげられる。本項ではIPVの診断に重要なCT検査と非造影MRVの意義について詳述する。

3-3-2. 各検査法の特徴

　IPVの部位診断における画像検査の役割は大きなものがあるが、穿通枝静脈は片足に100本以上あるとされている[1]。これらをD-US(静脈超音波検査)で不全の有無を調べるために、丹念に探し出すのには時間的な限界がある。D-USで手術部位を決定する前にその他の標準化されたスクリーニング目的で行える検査が望まれるが、被曝や造影剤の使用、撮像に長時間を要する、

血栓性疾患の描出に不向きなど、一つの検査だけで手術適応を決定することのできる、満足のいく検査法は今のところない。

しかし各画像検査を組み合わせることで、診断力は高まると考える。各診断モダリティの比較を表1に示す。下肢静脈疾患のゴールドスタンダードは上行性下肢静脈造影であったが、IPVに対しては造影剤が流入しないと描出されないなど検査者の熟練度なども関連して、不確実な検査となる場合がある。造影CTはIPVの描出は可能であるが、造影剤の使用と被曝、下腿静脈の描出不良などの問題がある。MRVについては、皮下浮腫などの他の水分貯留の影響を受けて描出不良となることがある。造影MRVは造影剤の使用が必須な割に画質はまだ十分とはいえない。下行性静脈造影(descending phlebography)はCVIの診断には有用であるが、静脈弁を越えて遠位にカテーテルを下ろすことが難しく、下腿のIPV診断にはどちらかというと不向きである。本項では主に下肢の非造影および造影3D-CT、非造影MRVによるIPV診断を詳述する。また下肢静脈瘤において基本的に手術禁忌症例である二次性静脈瘤を伴うPTS(post thrombotic syndrome；血栓後症候群)の画像診断を併せて述べる。

表1 下肢静脈疾患 診断モダリティー

	US	非造影MRV	造影MRV	造影CTV	上行性静脈造影	下行性静脈造影
侵襲性	−	−	＋	±	＋	＋＋
客観性(再現性)	−	＋	＋	＋	＋＋	＋
観察範囲	±	＋	＋	＋＋	＋	±
放射線被曝	−	−	−	＋	＋	＋
造影剤	−	−	＋	＋	＋	＋
撮像時間	長	長	長	短	長	長
問題点	観察良好部位と不良部位がある	形成初期(急性期)の血栓は描出できない		下腿の血管解像能は64列MDCTでも非造影MRVに劣る 但し急性血栓では非造影MRVに優る	静脈疾患のGold standard	不全弁の遠位は造影されるが、機能弁の遠位は描出されない。静脈弁損傷の恐れがあるため、弁を越えて遠位へカテーテルを送れない

3-3-3. 各検査法

(1) 単純CTおよび3D-CT

皮下に存在する静脈瘤と筋間の深部静脈(Deep vein)は非造影CTでもある程度描出可能である。表在静脈(Superficial vein)の拡張蛇行を描出することができ、その局在を示すことができる。また深部静脈の狭窄や石灰化を伴う場合はDVT後に発症したPTSを念頭に置く必要がある。

しかし単純CTではIPV(表1)と筋内静脈の診断には用いられない。図1は右GSV静脈瘤症例の64列の3D-CT画像である。GSVの終末弁からの逆流と同時に、Cockett穿通枝(Cockett perforator)の逆流が静脈エコーで確認された。残念ながら単純3D-CT画像ではIPVは描出されていないが、同時に撮影した断層像と矢状断層像で深筋膜から表層部分の描出は可能であった。

逆流原因の深部静脈の同定はできないため、各画像を比較して穿通枝静脈を同定する。なお、他の放射線学的診断法と同じく単純CTでは穿通枝静脈の弁不全や弁の逆流を証明することはできない。しかし不全弁が存在するとその部分の静脈は体表に向かうにつれて拡張する傾向があるため、この所見

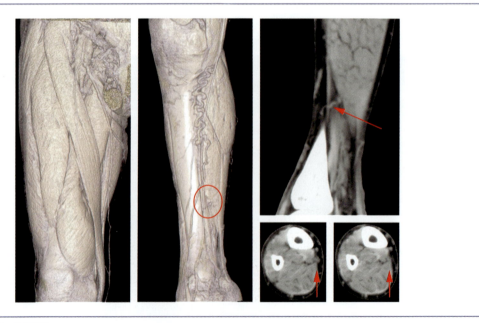

図1　非造影3D-CT画像
足関節上方に見られるCockett穿通枝であるが、3D画像では不明瞭である。↑矢状線断面像にて腓腹筋とヒラメ筋の筋間から穿通枝静脈が描出されている。しかし深筋膜下で深部静脈と流入する部分は描出されていない。

を根拠に同定し診断する。

(2)造影CTおよび造影3D-CT

　造影3D-CTおよび造影CT検査は1998年にMDCTの登場により急速に普及した。特に64列以上のCTになると任意の方向の断面（矢状断や横断像に限らず）で画像を構築することができる。造影剤を使用すると動脈静脈に限らず、血管が鮮明に描出される。

　ここでは静脈を造影する際の肺動脈と末梢静脈の撮像プロトコール（表2）の一例を示す。

　通常造影剤注入後の撮像開始時間は、肺動脈は25秒後、肺循環は70秒後、静脈は180秒後に設定されている。静脈相は腎排泄の影響を受けるためと動脈に貯留する血液量の2倍以上存在するために動脈ほど鮮明には撮像できない。

　造影剤を用いることで、筋内静脈や下腿筋間静脈も描出可能となる。しかし下腿静脈の描出能力はCT検査が臥床で行うこと（静脈造影は立位あるいは半立位）、造影剤の濃度が前述の理由により低下してしまうために上行性静脈造影に比べるとDVTの検出頻度は低い。

　IPV診断に造影CTは役立つが、造影剤の進行方向や逆流を描出できないため、静脈エコーや下行性静脈造影のように生理機能的な逆流診断は行えない。このため、表在血管の拡張状態などから類推することで診断可能となる。

　単純撮影と同様、不全弁が存在するとその部分の静脈は体表に向かうにつれて拡張する傾向があるため、この所見を根拠に同定し診断するが、生理機

表2　MDCT（64列）の撮像プロトコールの1例（肺塞栓症およびDVTプロトコール）

	1相目 （肺動脈）	2相目 （肺野血流）	3相目 （下肢静脈）
撮影範囲	大動脈弓部の頭側2cm位から下肺静脈根部レベル（横隔膜の頭側3cm位）	全肺野	横隔膜上縁から足趾まで
撮影時間	2sec	3sec	5〜8sec
造影剤	高濃度造影剤370mg/mL		
注入速度	3.0mL/sec		
注入量	全量100mL		
撮影開始時間	25sec	70sec	180sec
画像作成	Axial 5mm（FOV23） 冠状断4mm（FOV23）	Axial 7mm（FOV35）	

3DCT作成の際は3相目のHelicalCTデータより任意断面での作成が可能である。下腿IPV診断には3D画像において矢状断面の追加が役立つ。FOV（Field of View）は有効視野。

能学的な逆流診断は不能である。

　下腿潰瘍合併例の画像の特徴(図2、3)は下腿静脈性潰瘍合併のGSV静脈瘤症例を示す。3D画像では下腿のIPVの判別は困難であるが、水平断および矢状断にてIPVの描出は可能である。正常機能の穿通枝静脈は細く描出

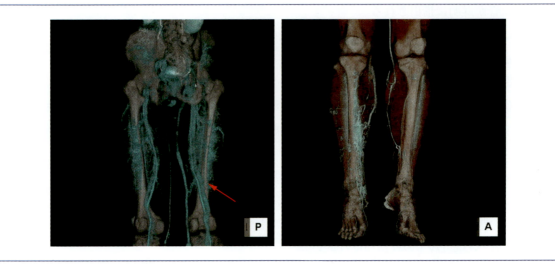

図2　造影3D-CT

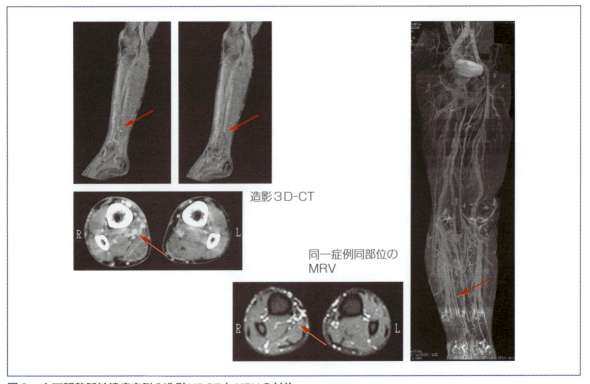

図3　右下腿静脈性潰瘍症例の造影MDCTとMRVの対比
右下肢の描出能はほぼ同等であるが、左下肢のように拡張の少ない静脈の描出能は造影MDCTのほうが不良である。

されないことが多い。図2では左大腿のDodd穿通枝(Dodd perforator)が描出(矢印参照)されている。図3は3D構築画像を示す。大腿部の穿通枝静脈は3D画像でも描出可能であるが、下腿となると潰瘍周辺の血管新生もありIPVの描出は困難である。同時に水平断や矢状断を併用し診断する。しかしながら、IPVの描出能力は超音波検査には劣る。特に細い血管径のIPVはほとんど描出できない。同症例は下腿部にIPVを3本同定していたが、造影CTで同定できたのは1本のみであった。水平断では下腿の巨大なIPVが描出されているが、MRVと比較すると描出能には大差ないかやや劣ると考えられる。病変の比較的軽度な左下肢の造影CTの水平断を観察すると静脈構造の描出不良は明確である。

図4は同一症例の下行性静脈造影である。Kistner分類ではⅢ度の逆流を認めた。バルサルバ負荷後、造影剤は膝窩静脈(Popliteal vein)まで一気に下降した。左下肢も同様にKistner分類でⅢ度の逆流を示したが、うっ滞性皮膚炎を伴っているが潰瘍は合併していなかった。

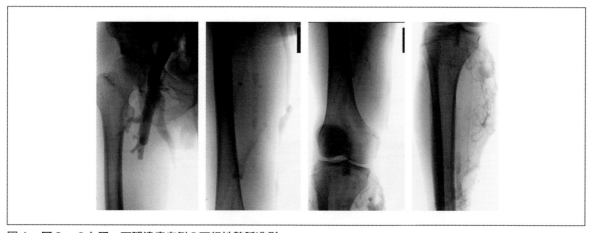

図4　図2、3と同一下腿潰瘍症例の下行性静脈造影
下腿潰瘍を合併している右下肢はKistner分類でⅢ度の逆流を示した。バルサルバ負荷後、造影剤は膝窩静脈まで一気に下降した。左側も同様にKistner分類でⅢ度の逆流を示したが、うっ滞性皮膚炎は合併していたが潰瘍は合併していなかった。

(3) MRV

MRVには造影と非造影がある(表1、表3参照)。MRVは放射線被曝がない、術者の経験に依存しない撮像、骨盤位か全体を評価可能、画像再構成により多方向から観察可能、ヨード系造影剤を使用しない、などの長所があり静脈疾患の診断にも応用されるようになった[2),3)]。

しかしながら、装置により不可能な撮像方法がある。画像所見の解釈が難しい、血行動態の評価が不能であるなど、時間もかかり手軽には導入できな

い、MRI検査の禁忌患者は検査できず、また人工関節などの異物が挿入されているときもアーチファクトにより画像は乱れ解像度は低下する、高価である、などの欠点もある。また、ガドリニウム系の造影剤はNSF（nephrogenic systemic fibrosis；腎性全身性線維症）を来すことがある[4]。NSFとは、重篤な腎機能障害患者（特に透析患者）に発症例が多く、Gd造影剤の投与数日から数ヵ月、時に数年後に皮膚の腫脹、発赤、疼痛などが急性ないし亜急性に発症する疾患であり、発症し進行すると不可逆的変化を来し、皮膚の硬

表3　MRVのシーケンス

	2D-TOF	造影MRV	SSFP	脂肪抑制T1強調像	FBI
診断可能範囲	骨盤〜膝部	骨盤〜下腿	骨盤〜下腿	骨盤〜下腿	骨盤〜下腿
検査時間	長	中	短	短	短
静脈のみの描出	可能	可能（subtracion使用）	不可	不可	可能
皮下浮腫による画像の低下	なし	なし	あり	なし	あり
血栓時期による所見の変化	なし	なし	あり	あり	不明

SSFP法では静脈のみの描出不可となっているが、実際は関節液、皮下浮腫や膀胱尿路系などを除くとほぼ静脈のみ描出可能である。造影MRV。

（星　俊子：深部静脈血栓症のMR診断．臨床画像、22(7)：784-790、2006．より改変）

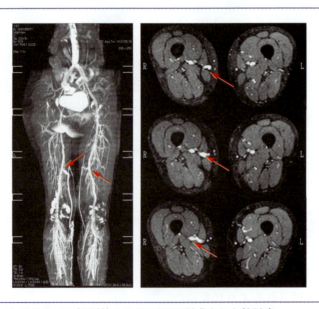

図5　大腿中央部のIPV（いわゆるDodd穿通枝）からのGSVに形成された静脈瘤
2D像でも横断像でも明瞭にIPVが描出されている。超音波検査による検討では右下肢のGSV終末部に逆流はなかったが、左下肢は逆流を認めた。

化、筋肉表面や腱などに石灰化を生じ、関節が拘縮して高度の身体機能障害に陥ることが報告されている。まれに死亡例も報告されており病態把握のために高齢者の多いこの疾患に対し安易には施行し難く、非造影MRVを行って後にさらに診断情報が必要なときに適応となる。

急性期血栓症を除くと非造影MRV（SSFP法：steady state free precession）でも十分な評価が可能である。特に、下腿部分のIPVを含めた下肢静脈瘤の診断と慢性期DVTの診断には造影CTを上回る十分な描出能を持っているため、本項では撮像時間も比較的短く、改良により近年ほぼ静脈のみの描出が可能なSSFP法について詳述する。

SSFP法は高速撮像法を用いた方法でTrue FISP、balanced FFE、FIESTAなどと称される。撮像時間は下肢骨盤全域でも20分前後であり、骨盤部から下腿までの深部静脈は十分に描出され、伏在静脈も描出されるが、これより細い静脈（表在静脈や筋静脈など）の描出は困難である。改良により動脈画像をsubtractionする技術により、ほぼ静脈のみを描出できるようになった。しかしながら、すべてのMRI診断機器で同様の撮影ができるわけではなく、本邦で販売されている機器メーカーのうち2社のみが対応している。その他、関節液、膀胱、皮下浮腫などは除去できないため、これらの貯留液が多い場合は静脈画像の観察に支障を来すこともある。

図5は主に大腿中央部のIPV（いわゆるDodd穿通枝）が原因の下肢静脈瘤

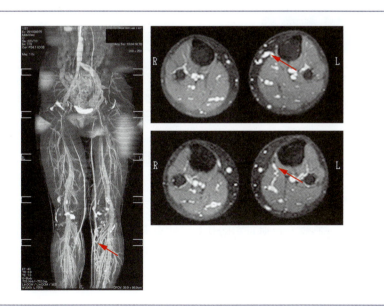

図6　MRV（2D-TOF法）による不全穿通枝診断
左下腿静脈性潰瘍を合併した症例で、左膝下方にIPV（→）を認める、同IPVは一般にBoyd穿通枝と称されているが、同症例では腓腹静脈へと流入しており、膝窩静脈へと流入するとされているBoyd穿通枝の定義とは異なっている。

症例を示す。超音波検査により右下肢のGSV終末部に逆流はなかったが、左下肢は逆流を認めた。図6は左下腿静脈性潰瘍を合併した症例で、Boyd穿通枝(Boyd perforator)とCockett穿通枝の逆流により下腿潰瘍を生じた症例である。画像ではBoyd穿通枝と考えていたが、腓腹静脈(Sural vein)へと流入しており、膝窩静脈へと流入するとされているBoyd穿通枝の定義とは異なっている。図7は下腿遠位部にIPVを認める。MRV画像の同部位を非造影MRVと造影CTとで比較するとIPVは同様に描出されているが、下腿の脈管描出能はMRVのほうが精度高く描出している。64列CTといえども細い静脈を描出することは困難である。

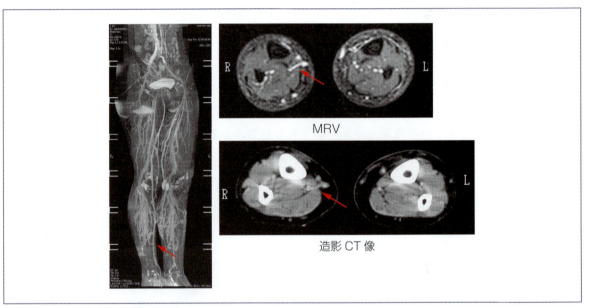

図7　下肢静脈瘤症例のMRV像
下腿遠位部に穿通枝静脈を認める。断層像にてMRVと造影CTを示すが、単に血管を描出する能力はMRVのほうが解像度も高い。造影CTは下腿より遠位の静脈の描出能力は64列MDCTといえども十分ではない。

(4) MRI検査における一般知識と関連疾患

① MRI検査全般についてであるが、撮像範囲が広いためその他の関連疾患の影響で検査データに変化を来す場合がある。特に急性期DVTは描出され難く、血管が開存しているように描出されるため注意が必要である。

　　図8左と中央は外側辺縁静脈開存により形成された静脈瘤であり、対側には認められない。Klippel-Trenaunay-Weber症候群による静脈瘤症例と診断した。

　　図8右は左GSV抜去切除術後の再発症例であり、図5のようなDodd穿通枝による再発を考えたが、下方背側へとまわり膝窩静脈へと流入す

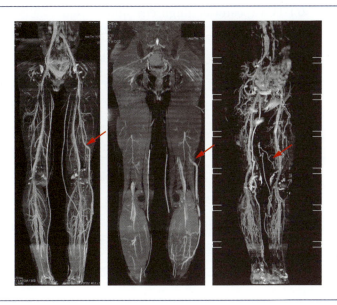

図8　外側辺縁静脈開存の例
(左、中央)：14歳女性。深大腿静脈と交通のあるIPVが大腿外側に存在し、遠位側に静脈瘤が形成されている。左膝窩静脈の低形成を伴っている。IPVのHL(high ligation；高位結紮)と抜去切除を行ったが、術後膝窩静脈低形成のためしばらく下腿筋の腫脹を伴った。約6ヵ月で正常に戻った。
(右)：左GSV抜去切除後の再発。図4のようにDodd穿通枝による再発を考えたが、下方背側へとまわり膝窩静脈へと流入するPTCV(posterior thigh circumflex vein)に起因するIPVと考えられた。

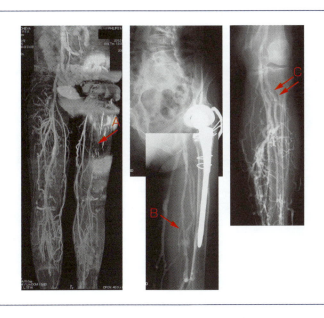

図9　MRIの弱点
人工股関節後の血栓後症候群(浅大腿静脈狭窄)＜左＞と二次性静脈瘤(GSV)。
MRIは人工骨頭部で画像のアーチファクトが強く、静脈を十分に描出できない。このような場合には上行性静脈造影のほうが診断力は高い。同症例は浅大腿静脈中央部の血栓症により狭窄を来し、再開通後もPTSとなっており二次性静脈瘤も伴っている。
膝窩静脈にはDVTを認める(矢印C)がMRVでは描出されていない。MRVは形成初期のDVTの描出は不良である。

るPTCV（posterior thigh circumflex vein）に起因するIPVと考えられた。このようにエコーでは検出の困難な場合もMRVでは容易に検出できる。

② 金属製異物のある場合、磁性体の場合は禁忌となるが、磁性体でなく撮像は可能であっても強いアーチファクトのため十分に観察できなくなる。

図9のMRVでは左人工股関節置換術後のため同部付近の静脈像の描出は不良（矢印A）である。上行性静脈造影を行い浅大腿静脈の狭窄像を検出（矢印B）し、さらに膝窩静脈内に壁在血栓を証明（矢印C）した。これらの所見より、PTSの急性増悪と二次性静脈瘤の形成と診断した。

人工股関節置換術はDVTを発症している頻度が高いため、当時無症候（下肢腫脹は術後の影響とされていた可能性は否定できない）と考え対応されていても、遠隔期にこの症例のようなPTSを呈することもある。このような症例で二次性静脈瘤を一次性と見誤ることもあるので十分注意して対応したいところである。

③ 図10は肥満と歩行困難からDVTとなり下肢腫脹を来した症例であるが、無治療状態で経過観察となり、著明な下肢浮腫が続くため当院へと紹介となった。発症後30年以上経過している。

特に右下腿に強い皮下浮腫を認め下腿静脈の描出は著しく不良である。

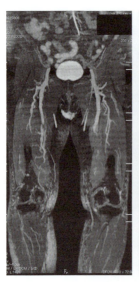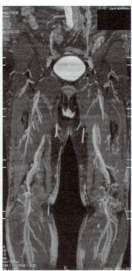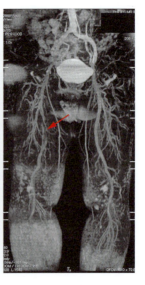

図10　浅大腿静脈閉塞による血栓後症候群症例

下腿浮腫が著明なため3D画像構築では下腿の静脈はほとんど描出されない。冠状断画像により下腿静脈も描出できているが左下肢に比べて右下肢では血管床の減少を認める。左もヒラメ静脈（Soleus vein）血管床の減少を認める。
右浅大腿静脈は本来一対あり内側にある静脈が有意となり浅大腿静脈となるが、血栓などで閉塞した場合、外側にあり退縮していた静脈が拡張し側副路となる。十分な径の側副路が形成されると、超音波では本来の浅大腿静脈と見誤るために、血栓後症候群の病態であることを診断できなくなる。当症例でも超音波検査は下肢浮腫と側副路形成のため不完全検査となり、診断できなかった。

右浅大腿静脈を見ると本来の浅大腿静脈は閉塞しており、これに伴走する退縮した方のやや外側にある浅大腿静脈が側副路として拡張している。

元々静脈はすべて1本の動脈に対して1対（2本）形成され、中枢側の太い部分はどちらかが拡張し1本となる。下大静脈でも同様である。何らかの理由で血管が閉塞したとき退縮した静脈は、長い年月をかけて再び拡張し代替路となる。本来の内側浅大腿静脈は大腿上部で閉塞しやや同血管の外側にある退縮していた浅大腿静脈が拡張したものと考える。当時の画像診断があるわけではないので、左側の血管配置と比較してこのように類推した。

MRVは側副路を併せたPTSの評価を得意としており、二次性静脈瘤を疑う場合、一次性であるのにDダイマーなどの凝固線溶マーカーが高値でPTSの可能性が否定できないときに積極的に行うとよい。静脈超音波検査は側副路を正常の血管と見誤るためこのような慢性期病変の診断は不得意であることに注意してほしい。

④ 図11左はアンチトロンビン欠乏症に伴うDVTと表在静脈血栓症後の静脈性潰瘍症例である。腸骨静脈から膝窩静脈にかけて広範囲な血栓症を来し、GSV終末部も静脈血栓症を併発していた。入院しアンチトロンビ

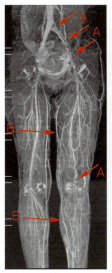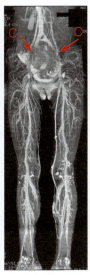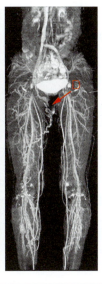

図11
〈左〉アンチトロンビン欠乏症のDVT例。一部左GSVにも血栓性静脈炎を伴い、来院時下腿に静脈性潰瘍を形成していた。また左GSVは拡張し二次性静脈瘤を形成している。
〈中央〉巨大子宮筋腫による腸骨静脈圧迫からの二次性静脈瘤。子宮筋腫の切除で下肢静脈瘤の症候は消失した。
〈右〉妊娠期に形成した陰部静脈瘤が出産後も増大し拡張した症例。陰部静脈は片側に2本ずつあるとされ、すべてが内腸骨静脈系に還流する。一部がGSVへと吻合している場合があるが、同症例は大腿背側から膝窩部へと拡がっていた。

ンを補充し積極的な抗凝固療法と圧迫療法を行い潰瘍(潰瘍病変は「1-6 慢性静脈不全の治療における圧迫療法」の項で紹介する)は治癒した。GSV下腿部や外側辺縁静脈は著明に拡張しており二次性静脈瘤を呈していた。

　図11中央は巨大子宮筋腫が原因となった二次性静脈瘤症例である。当初症候のあった下肢静脈瘤も子宮筋腫切除後に改善し、手術は行わず圧迫療法で経過観察可能となった。図11右は妊娠分娩後の陰部静脈瘤症例である。GSVへと吻合している場合はGSVにも静脈瘤が形成される。陰部静脈は逆流部位を超音波検査で証明することは困難であり、MRVを併用することで診断能力が高まると考えられる。同症例には認められなかったが、大腿背側から深大腿静脈(Deep Femoral vein)へとつながるIPVが検出されることもあるので併せて診断する。このように超音波検査のみでは描出や原因検索の困難な場合もMRVでは対応可能である。

3-3-4. まとめ

　CTおよびMRIによるIPV診断を概説した。また、関連疾患で重要な疾患を併せて紹介し、それぞれの画像診断方法の長所短所を説明した。最終的にIPVの手術適応の有無は超音波検査などの生理機能検査による逆流診断により決定する必要があるが、CTやMRIがこれらの方法の補助手段となると考える。

参考文献
1) 平井正文。静脈系の解剖と生理。静脈およびリンパ管疾患と外科。今脇節朗編。日本アクセル・シュプリンガー出版、東京、1997:3-8
2) 星　俊子:深部静脈血栓症のMR診断。臨床画像。2006;22(7):784-790
3) 星俊子。天沼誠編。血管イメージング大動脈・末梢医血管。第3章 非造影MRA、4。下肢静脈。羊土社。東京。2008;150-158
4) Thomsen HS, Morcos SK, Almén T, et al. Nephrogenic systemic fibrosis and gadolinium-based contrast media: updated ESUR Contrast Medium Safety Committee guidelines. Eur Radiol. 2013; Feb; 23(2):307-18

3-4

APG(Air Plethysmography；空気容積脈波法)

田淵　篤

3-4-1. はじめに

　APGは、下肢静脈機能を客観的、定量的に評価できる無侵襲診断手技である。APGの測定方法、パラメーターおよびその臨床的意義に関してはChristopoulosおよびNicolaidesら[1]が詳細に報告し、現在の標準的な測定方法となっている。

　APGの原理は6mmHgで空気の充満したポリビニールクロライド製のカフを下腿全体に巻き、プログラムに沿って運動負荷を加え、その際にカフにかかる圧変化を計測する。この圧変化をコンピューターの解析プログラムで容量変化に換算し、下肢全体の静脈逆流や静脈うっ滞などの静脈機能を計測し、数値として表される。

3-4-2. APGの測定方法とパラメーター(図1)

　(1)患者を臥位、被検肢挙上位として下肢静脈血をすべて心臓に還流し、空虚な状態からベッドサイドに立位にする。この際に下腿に静脈血が徐々に再充満するが、再充満する下腿静脈容量曲線がプラトーに達するまで計測する。このプラトーに達した際の最大下腿静脈容量がVenous Volume(VV、ml)であり、VVの90％まで再充満する速度がVenous Filling Index(VFI、ml/sec)である(図1a、b)。

　(2)つま先立ち運動(下腿筋ポンプ運動)を1回行うことで、下腿に貯留した最大静脈容量のどれほどが駆出されるかを示すのがEjection Fraction

（EF、%）である（図1c）。

　（3）つま先立ち運動（下腿筋ポンプ運動）を10回連続で行い、下腿に貯留する最大静脈容量が機能的に駆出された状態の下腿静脈容量（機能的、見かけ上のゼロ）と臥位、被検肢挙上位での下腿静脈容量（実際のゼロ）の差がResidual Volume Fraction（RVF、%）である（図1d、e）。

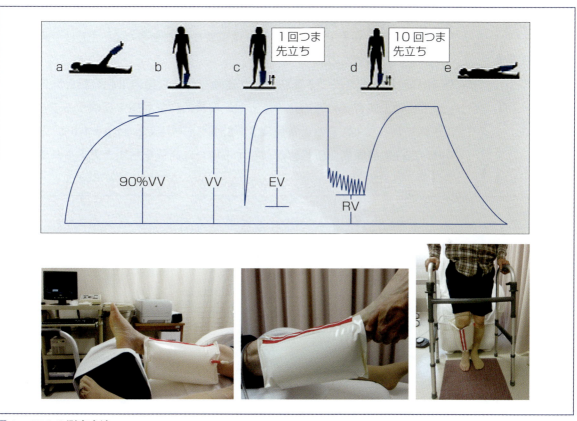

図1　APGの測定方法
下腿に巻いたカフの容積変化から静脈機能を客観的に評価する。VV：Venous Volume、VFI：Venous Filling Index、EF：Ejection Fraction、RVF：Residual Volume Fraction

3-4-3. 各パラメーターの臨床的意義（図2）

　VVは下腿の最大静脈容量を示し、正常値は80〜150ml[2]、本邦では88.8±22.2ml[3]と報告されているが、下腿の容積によって規定されるため個人差が大きい。CVIによって下腿の静脈うっ滞がある場合、VVは高値を示し、静脈うっ滞の存在、程度を示す指標であり、術前後でVVを比較することで静脈うっ滞の改善を評価できると考える。

VFIは下腿に静脈血が再充満する速度を示し、正常値は2.0ml/sec以下[1),2)]、本邦では1.0±0.4ml/sec.[3)]と報告されているが、正常値を超える場合は大腿から下腿への静脈逆流の存在を示し、VFIが高値であるほど静脈逆流の程度が大きいと考えられる。

EFはつま先立ち運動を1回行うことで下腿筋ポンプを1回収縮させ、これによって下腿に貯留する静脈血の何%が駆出されるかを示し、正常値は60%以上[2)]、本邦では57.5±12.6%[3)]と報告されている。重力に抗して下肢静脈還流を行う上で下腿筋ポンプは重要な役割を果たし、EFは下腿筋ポンプ機能の指標である。

RVFは10回連続で下腿筋ポンプ運動を行った後の下腿容積と臥位、下肢挙上位の下腿容量の差を比率で表し、間接的に静脈圧を反映することが報告されている[1)]。RVFの正常値は5〜35%[2)]、本邦では44.4±4.6%[3)]と報告され、CVIで静脈高血圧状態が存在する場合に高値を示すと考えられる。

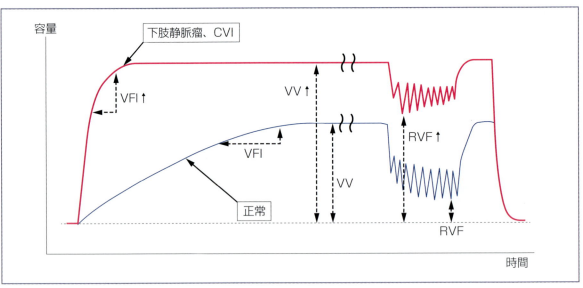

図2　正常例および下肢静脈瘤（弁不全）症例の測定曲線
下肢静脈瘤では弁不全により立位になると急速に下腿に静脈逆流して急速に充満するためVFI高値となり、最大静脈貯留容量も大きくVVも高値を示す。

3-4-4．IPVの診断におけるAPGの役割

APGは片側下肢全体の静脈機能を示すものであり、静脈逆流、うっ滞、静脈高血圧などの責任部位が伏在静脈、IPVあるいは深部静脈であるかの解

剖学的な評価はできない。解剖学的な評価は超音波検査や他の画像診断と組み合わせて検討することが必要である。

　術前後の測定値を比較することで静脈機能の改善から治療効果を判定でき、また術後の経過観察にも有用である。下肢静脈瘤に対する各種手術（ストリッピング、EVLA、SEPS）施行後にはVFI、VV、RVF値は有意に低下して静脈機能は改善する[4]。各パラメーターのうちVFIが最も有用な指標であり、CVIに対する静脈術後のVFI値の正常化は、良好な臨床経過を反映することが報告されている[5]。SEPSおよび表在静脈（Superficial vein）逆流遮断術前後のAPGの検討で、静脈機能は有意に改善し、術後2年においても静脈機能は維持されており、術後の治療効果の判定、術後経過観察に有用であると考えられる[4)-6)]（図3）。

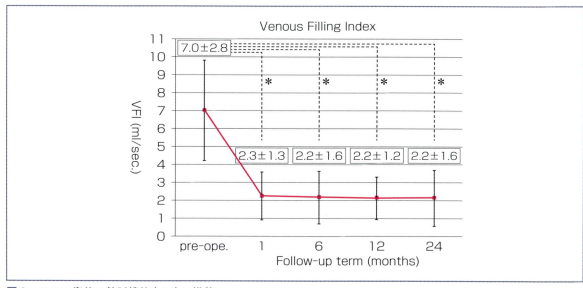

図3　SEPS術後の静脈機能（VFI）の推移
SEPS術後にはVFI値は有意に低下し、術後24ヵ月後まで静脈機能は維持されていた。　*$p<0.01$

3-4-5. おわりに

　APGは静脈機能を客観的、定量的に評価できる診断方法であり、SEPS術後の治療効果の判定、術後経過観察に有用である。

参考文献
1) Christopoulos DG, Nicolaides AN, Szendron G et al: Air-plethysmography and the effect of

elastic compression on venous hemodynamics of the leg. J Vasc Surg, 1987; 5: 148-159
2) Nicolaides AN: Investigation of chronic venous insufficiency: A consensus statement. Circulation 2000; 102: e126-e163
3) 血管診療技師認定機構、血管無侵襲診断法研究会編：血管無侵襲診断テキスト。南江堂、2007; 81-92
4) 田淵 篤、正木久男、柚木靖弘、他：大伏在静脈瘤に対する各種術式の治療成績。静脈学 2013; 24: 91-99
5) Owens LV, Farber MA, Young ML et al: The value of air-plethysmography in predicting clinical outcome after surgical treatment of chronic venous insufficiency. J Vasc Surg, 2000, 32: 961-968
6) 田淵 篤、正木久男、柚木靖弘、他：当科の内視鏡下筋膜下不全穿通枝切離術(SEPS)の治療成績の検討。静脈学2013; 24: 281-286

4

SEPSの術式
――pitfallも含めて

One Port SEPS
I　OLYMPUS

永田　英俊、松本　純夫

4-1(I)-1. はじめに

　SEPSには、大きく2つの様式が報告されている。Hauer[1]が発表した1つの金属筒に専用内視鏡と内視鏡手術鉗子用の鉗子孔を備えたSEPS専用装置により筋膜下手術を行うOPSと、Gloviczki[2]が報告した内視鏡下手術技術を応用した内視鏡用ポートと鉗子用ポートの2本を下腿筋膜下に挿入して、炭酸ガス送気により視野を作製し手術を行うTPS-SEPSがその代表とされる。

　本稿では、OPSに必要なSEPS専用装置：OLYMPUS社SEPS system(以下OPS装置)を紹介し、その手術手技を報告する。なお、手術適応とIPVの診断基準は、本編の基準に準じているため、省略する。

4-1(I)-2. OPS装置の特徴

(1)形状と視野確保

　鉗子孔と内視鏡が一体化した1本の金属筒(径16mm、22mmの2タイプ)であり形状は把持ハンドルを備えたL字型をしている。内視鏡に平行するように金属筒後方から鉗子が挿入される(図1a～c)。このL字型形状を利用し筋膜下を拳上することにより視野を確保する。視野確保のための炭酸ガス送気は必ずしも必要としない。

(2)視野・視界

　先に述べたように、視野確保に炭酸ガスを必要としないため、ガス漏れにより手術が中断されることはない。しかし金属筒外径とL字型装置

を挙上することで、視野を確保していることと、金属筒を介した内視鏡視野は、TPS-SEPSに比較すると狭く、近接像となる（図2、3）。筋膜下操作でIPVを検索するというよりは、マーキングしたIPVに向かって装置を進めるイメージになる。

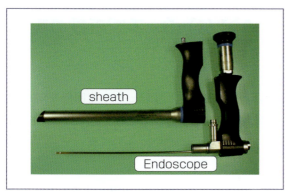

図1a　SEPS専用装置（OLYMPUS社；OPS装置）
L字に屈曲した特殊な内視鏡と径16mmの外套。

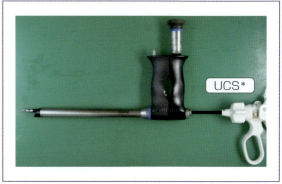

図1b　手術使用時外観
外套を装着し使用する。内視鏡鉗子は、金属筒後方から、内視鏡に平行して挿入される。
＊UCS（ultrasonic coagulating shears；超音波凝固切開装置）

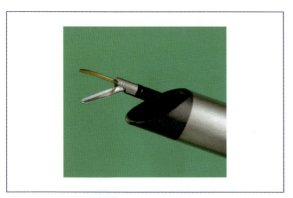

図1c　OPS装置先端
鉗子は、外套内を通過して先端に出現する。

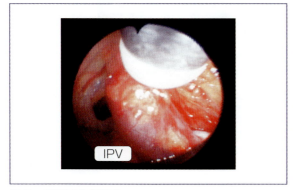

図2　筋膜下内視鏡像
IPV剝離。

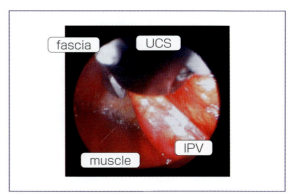

図3　筋膜下内視鏡像
IPV切離直前。

(3) 鉗子操作

内視鏡と鉗子孔が同軸に設定されているため、鉗子と内視鏡が干渉することはない。鉗子は内視鏡画面の中心に確認できる。画面中心に見える組織に直線的に鉗子が向かうことになる（図2、3）。

4-1(I)-3. 手術手技の実際

(1) 体位と術者位置

通常のストリッピング手術で下腿内側の瘤郭清時にとる膝関節を軽度屈曲、外転させた体位で下腿内側部を露出する。

(2) 筋膜下腔へのアプローチ
①皮膚切開

下腿後方筋コンパートメント上にOPS装置挿入可能な1.5～2.5cmの皮膚切開を下腿内側膝関節寄りで、LDSなどの皮膚障害がない部位に加える。その際に、OPS装置がIPV処理操作に十分届く距離を確かめ、OPS装置後方から挿入する内視鏡手術用鉗子が膝関節に干渉しないことを確認しておく（図4）。

②筋膜下アプローチ

皮膚切開が1.5cmを超えることもあり、皮膚、皮下組織を切開し、筋膜を直視下に確認することは容易である。この筋膜を線維方向に切開、

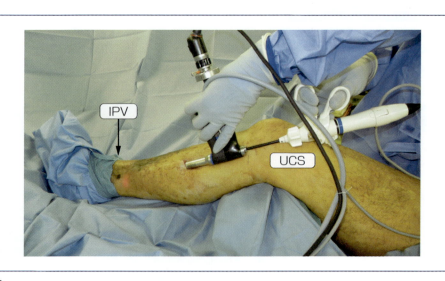

図4　術中像
UCSが膝関節に干渉しない位置でOPS装置を筋膜下に挿入している。

開放し筋肉と筋膜間の疎な結合織部分にOPS装置を挿入し進めてゆく。

③IPVへのアプローチ

　術者は患肢外側に立ち、患者の足側に設置したモニター画面を見ながら手術を施行する（図5、6）。術前マーキングしたIPVに向けてUCS、プッシャー、鏡視下手術用剝離鉗子などを駆使し筋膜下腔を剝離、切離しながらIPVにアプローチする。OPS装置は、直線の金属筒であるが、IPVに直線的に進むのではなく、先端を動かし、扇型に剝離を進めて広いワーキングスペースを筋膜下に作製しながらアプローチした方が、確

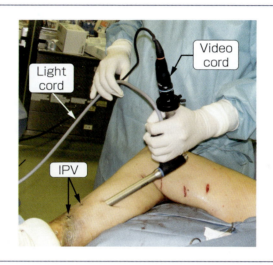

図5　OPS施行時の専用装置使用像
左手の手首を効かせて筋膜を拳上している。筋膜下操作は、1人でも可能である。

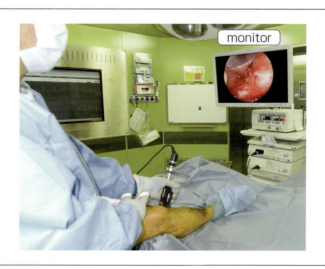

図6　OPS手術操作
術者は患肢外側に立ち、足側に設置したモニターを見て手術する。

認したIPVを周囲組織から剥離する操作が容易となる。

④ IPV切離

確認したIPVは、周囲組織から剥離した後、UCSで切離する（図2、3）。IPVの剥離操作に固執して出血を起こしてしまうことは回避すべきであるが、IPVがUCSで十分把持されないまま凝固切開が行われることもIPV出血に繋がるため、IPVの確実な凝固切開が重要である。このIPV切離操作を、中枢側から足関節側へ向けて施行し、術前に確認したIPVすべてを切離する。

⑤ 終了

切開した筋膜は縫合せずに皮膚、皮下組織を縫合しSEPS手技を終了する。

【併用手技】

伏在静脈不全に対しては、ストリッピング術をはじめとする伏在静脈処理を行い、下腿表在静脈瘤に対しては、瘤切除や硬化療法を行う。術後は、IPV切離部の圧迫止血も兼ねて弾性包帯を足部から下腿部までに巻いて圧迫療法を加えている。

4-1(I)-4. 手術成績

OPS、TPS-SEPSを厳密に比較した臨床試験はない。しかしSEPSは、筋膜下でIPVを切離するための手法であるので、OPS、TPS-SEPSいずれの方法でも成績は理論的には同等と考える。またOPS導入からの手術完遂率は、93.6〜100％との報告[3,4]があり導入初期から安定した手術手技が得られている。

4-1(I)-5. OPSの視野・視界

OPSの視野、視界はTPS-SEPSに比べて狭い。このため、IPVの見落としが多いのではないか[5]との指摘がある。

しかし術前のIPVマーキングを術者自らが行い、筋膜下のIPVのイメージを持ってSEPSを行うことでIPVの見落としは避けられ、視野の狭さも不自由を感じない。

一方、この狭い視野の中心に鉗子が真っすぐに出てくる構造は、体格が小

柄で筋膜下腔が狭い症例、足関節付近の腔や外側筋コンパートメントなどのスペースが狭くポートを2本挿入することに難渋する症例[6]には有利である。逆に大きな体格から筋膜下腔が広く、脂肪組織も多いような症例には、視野確保の面でやや難渋することもOPS専用装置の特徴に付け加えておく。

4-1(I)-6. OPSの普及

　以上のようにOPS、TPS-SEPSは、それぞれに利点と欠点を持ちIPVにより使い分けられれば、最良である。しかしOPS装置は、医療用内視鏡を購入することになるため高額となる。さらに、保険点数もない状況であったことからOLYMPUS社のOPS装置も販売実績が伸びず2007年9月に販売が終了した。

　現在の入手方法は、Richard Wolf社製のOPS装置を個人輸入することになる(本邦での販売はない)。しかし2014年4月よりSEPSが保険収載されたことから、OPS装置の供給が容易になり、普及していくことに期待したい。

参考文献

1) Hauer. G: Die endoscopische subfascial diszision der perforansvenen-vorlaufige mittelung. VASA 1985; 4: 59-61
2) Gloviczki P, Cambria RA, Rhee RY, et al: Surgical technique and preliminary results of endoscopic subfascial division of perforating veins. J Vasc Surg 1995; 23: 517-523
3) 永田英俊、川辺則彦、松本純夫、他：下肢静脈瘤に対する内視鏡下筋膜下不全穿通枝遮断術(ESDP)の手術手技. 日鏡外会誌2003; 8: 301-306
4) 田淵 篤、正木久男、種本和雄、他：当科の内視鏡下筋膜下不全穿通枝切離術(SEPS)の治療成績の検討. 静脈学2013; 24: 281-286
5) Kolvenbach R, Ramadan H, Schwierz E: Redone endoscopic perforater surgery: feasibility and failure analysis. J Vasc Surg 1999; 30: 720-726
6) 永田英俊、小澤壮治、松本純夫、他：下腿外側(前方・外側)筋コンパートメントからのSEPS. 日鏡外会誌2006; 11: 249-253

One Port SEPS
Ⅱ　ESDP 870

田淵　篤

4-1(Ⅱ)-1. はじめに

　CEAP臨床分類のC4b-C6の重症例に対しては、表在静脈(Superficial vein)逆流遮断のみでなくIPVに対する外科的処置が重要であると考え、われわれは2005年9月からLinton手術に代わる手術としてSEPSを導入した。SEPS導入当初から現在まで内視鏡は1ポートシステムであるESDP 870(Richard Wolf、Vermon Hills、USA)を使用してきた。われわれの行っている術式の特徴について論述する。

4-1(Ⅱ)-2. ESDP 870の特徴

　1ポートシステムであるESDP 870は、直径15mm、先端部分が直径20mmの外套内腔に直径10mm硬性内視鏡を留置する(図1a)。皮膚切開創は外套先端が通過する長さが必要であるため、2ポートシステムと比較して大きくなるが、直視下に筋膜切開を加えて確実に筋膜下腔に留置できる。
　外套先端で広範囲に筋膜下腔の鈍的剥離を施行することができ、これによってワーキングスペースを確保し、炭酸ガス注入は必要としない。硬性内視鏡の内腔から直径5mmまでの剥離鉗子、吸引鉗子、UCS(ultrasonic coagulating shears；超音波凝固切開装置)などを留置できる。左手で内視鏡のハンドルを把持固定し、右手で鉗子を操作してIPVの剥離、切離を行い、手術操作は術者一人で可能である(図1b)。

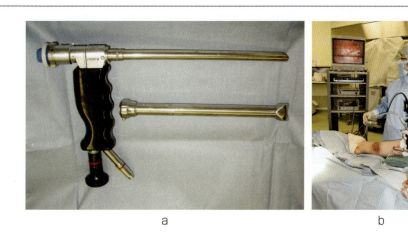

図1　ESDP 870によるOPS
a：ESDP 870の外観。直径15mm、先端部分が直径20mmの外套（operating tube）内腔に直径10mm硬性内視鏡を留置する。
b：手術風景。筋膜下に直視下に留置し、術者一人で手術操作が可能である。

4-1（Ⅱ）-3．OPSの実際

　手術は全身麻酔下に行う。色素沈着、皮膚硬化、潰瘍などの皮膚病変のない下腿皮膚健常部で、術前超音波検査によるIPVのマーキングに直線的にアプローチしやすく、剝離鉗子が届く範囲で脛骨の干渉を受けない部位に皮膚切開を加える。

　最初の皮膚切開の位置決定は、以後の手術操作を順調に進めるために重要なポイントの一つである。直視下で皮膚切開部の筋膜を皮膚切開線よりも大きく切開し、まず筋膜下腔を用指的に鈍的剝離する。直径15mmの外套内腔に直径10mm硬性内視鏡を留置したESDP 870を直視下に筋膜下腔に留置し、モニターを確認しながら直径20mmの外套先端で筋膜と筋肉の間の疎性結合織を広範囲に鈍的に剝離する（図1b）。皮膚表面に潰瘍や皮膚硬化がある部位であっても筋膜下腔には癒着、炎症波及や硬化病変は通常なく、鈍的剝離操作は容易である。筋膜下腔の鈍的剝離のみでも穿通枝静脈（perforating vein）を同定でき、広範囲に鈍的剝離を行ってワーキングスペースを確保し、炭酸ガス注入は必要としない（図2a）。

　硬性内視鏡の中央から剝離用鉗子を留置し、IPV周囲の剝離操作を施行、できるだけ伴走する動脈枝は分離する。同定したIPVはUCS（ハーモニックスカルペルⅡ、ジョンソン・エンド・ジョンソン社製）を用い、できるだけ筋膜に近い部位で切離するが（図2b、c）、術中、術後に断端から出血を来

した例はない。Cockett穿通枝（Cockett perforator）などのように脛骨に接する部位や内果上縁付近のIPVの剥離はやや困難であり、傍脛骨筋膜を切開してヒラメ筋へアプローチするが、直線的な剥離用鉗子による剥離操作が困難であり、また筋肉が被覆して視野の妨げになり、1ポートシステムの欠点であると思われる。1ポートシステムの利点として、ESDP 870は外果側に潰瘍を来してIPVが存在する症例に対して、脛骨と腓骨間の外側コンパートメントからも留置でき、SEPS施行可能である（図3a）。またSSVのストリッピングあるいはEVLAを要する例で、腹臥位のままSEPSを行うことも可能

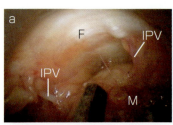
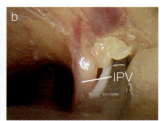
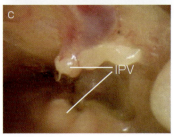

図2　術中所見
a：筋膜下腔の鈍的剥離後、b：IPVの剥離、c：IPVの切離後（F：fascia、M：muscle）

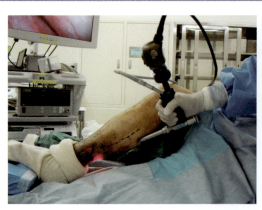
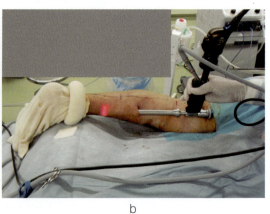

図3　特殊なOPS
a：外側からのアプローチ、b：腹臥位でのアプローチ

である（図3b）。

4-1（Ⅱ）-4. おわりに

　ESDP 870によるOPSは炭酸ガス送気が不要で、器具は比較的単純であり、術者一人で手術操作が可能であるためSEPSを導入する場合に内視鏡手術の経験の有無にかかわらず導入しやすいと考えられる。

　現在主流であるTPS-SEPSと比較して操作性が悪く、視野が狭いことが欠点であるが[1,2]、OPSとTPS-SEPSの治療成績は合併症発生率、潰瘍治癒率に差がないことが報告されており[3]、施設の状況に応じて選択してよいと術式と考えられる。

※なお、ESDP 870は現在国内に販売、仲介代理店はなく、購入の場合はRichard Wolf社と直接交渉の上、個人輸入となる。

参考文献
1) 山内仁紫、保坂純郎、大森裕也、他：各種SEPS術式の紹介と手術適応。日鏡外会誌2006；11：243-248
2) 永田英俊、廣瀬隼人、加納康裕、他：下肢静脈瘤に対する内視鏡下筋膜下不全穿通枝遮断術（ESDP）の手術手技。日鏡外会誌2003；8：301-306
3) Gloviczki P, Bergan JJ, Menawat SS et al: Safety, feasibility and efficacy of subfascial endoscopic perforator surgery: A preliminary report from the North American registry. J Vasc Surg 1997; 25: 94-105

4-2

Two Port System-SEPS
I　EndoTIP®を用いたTPS-SEPSの方法と成績

新原　亮

4-2(I)-1．TPS-SEPSの実際

(1)はじめに

　現在われわれが行っている下腿内側のIPV切離を目標としたTPS-SEPSの方法について詳述する。第1ポートより径5mm内視鏡を挿入し第2ポートより剝離鉗子およびUCS（ultrasonic coagulating shears；超音波凝固切開装置）を用いて正常皮膚部から皮膚病変のある部位のIPVを切離する方法で

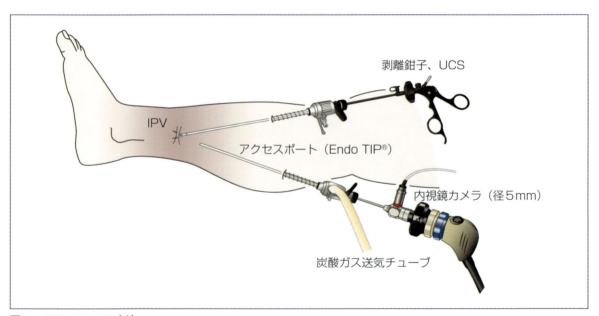

図1　TPS-SEPSの方法
内径6mmのEndoTIP®を2本使用し片方から内径5mmの内視鏡カメラを挿入し他方から剝離鉗子や超音波凝固切開装置を挿入しIPVを剝離して切離する。

ある(図1)。春田ら[1)-5)]は1998年よりSEPSを行ってきたが2001年2ポートシステムにおけるアクセスポートにEndoTIP®(内径6 mm、有効長8.5cmまたは10.5cm、Karl Storz社製)を導入することで容易で正確に筋膜下にアプローチできるようになった(図2)。また挿入部を中心として360度すべての方向に筋膜下を剝離でき、下腿内側アプローチでは前方は脛骨付着部まで、後方は小伏在静脈付近まで、上方は脛骨内果下部まで、下方は足関節付近までのIPV処理が可能である。

　EndoTIP®は気密性も高く金属製でオートクレーブ処理後再使用可能なためコスト面においても有用なアクセスポートである。本邦ではSEPSは2009年5月より先進医療に収載され、2014年4月より保険適用となった。ただし保険適用になるための条件が定められている(表)。

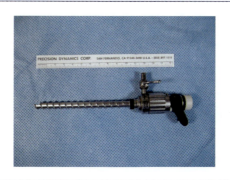

図2　EndoTIP®(Karl Stortz社製、内径6 mm、有効長10.5cm)

表　SEPSの保険点数と施設基準

平成26年度診療報酬改定
先進医療からの保険導入
内視鏡下下肢静脈瘤不全穿通枝切離術 10,200点
施設基準
1：外科、血管外科又は心臓血管外科を標榜。 2：当該医療機関にて血管外科又は心臓血管外科の経験を合わせて5年以上有し、かつ当該療法の術者として10例以上実施した経験を有する常勤の医師を配置している。 3：下肢静脈瘤手術、大伏在静脈抜去術、下肢静脈瘤血管内焼却術及び内視鏡下静脈瘤不全穿通枝切離術を合わせて年間50例以上実施している。

(2)術前検査

① 超音波ドップラー検査(duplex scan)にてIPVの位置をマーキングする。
　超音波ドップラー検査は、静脈瘤の形態や走行などの解剖学的評価と逆流の有無や程度などの機能的評価の両方が可能な有用な検査法である。基本的には逆流の有無は立位か座位で検査するが手術時の体位である臥

位では位置がずれることもあり、可能であれば臥位でマークをつけることが望ましい。皮膚病変が高度な場合や潰瘍があるときにはIPVを描出することが困難なことも少なくない。この場合、表在静脈瘤から丹念に追いかけてIPVを描出する。潰瘍部のエコーでは検査時に痛みを伴うことも多くキシロカインゼリーが有効なこともある。また潰瘍部には直接マーキングできないのでIPVがあれば写真を撮ってその上にマークしておく。

② 第1ポートの位置をマーキングする。マーキングしたIPVがすべて処理できる位置にする。エコー下で表在静脈(Superficial vein)系の下肢静脈瘤や皮膚病変のない部位を選びコンパートメントの境に近すぎない(少なくとも2cm程度離す)ところをマーキングする。膝関節に近すぎると鉗子を操作するときに膝が邪魔になることがあるので注意する。またコンパートメントの境に近すぎると十分なワーキングスペースを確保することが困難になる。また第1ポート挿入時に出血させるとこの後の操作が非常に難しくなるため注意する。第2ポートは第1ポートが入った後、内視鏡で観察しながら挿入するので、通常は術前にマークする必要はない。

(3)手術
①麻酔

通常は腰椎麻酔で行う。抗凝固剤や抗血小板剤が中止できない症例では全身麻酔で行う。

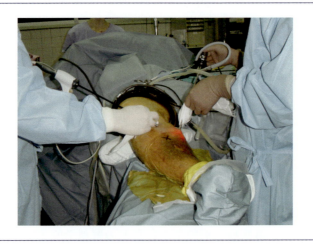

図3　手術写真
術者が患肢の外側に立ち剥離鉗子やUCSを操作し、助手が内側に立ち内視鏡カメラを操作する。片手でEndoTIP®を伸ばしたガーゼで吊るすようにすると操作しやすい。

②体位

　術者は患者の患肢側に立つ。助手は術者と反対側に立ちカメラ操作をする（図3）。モニターテレビは患者の足側に置き術者も助手も同じモニターを見る。反対側の下肢が内視鏡や鉗子操作のじゃまにならないように開脚位にしたり反対側の下肢を下げたりする。患肢を軽度外転、外旋し必要に応じて膝下に枕を用い膝を屈曲させたり踵の下に枕を入れて下腿を浮かせたり操作がやりやすくなるように工夫する。踵の枕を深く入れすぎると下腿のワーキングスペースがつぶれてしまい視野が悪くなるので浅く入れる。われわれはDVT予防のため反対側の足にIPC（intermittent pneumatic compression；間欠的空気圧迫装置）をつけて手術を行っている。

③第1ポートの挿入

　あらかじめマークした部位に5mmの皮膚切開を置く。ここに内径6mmのEndoTIP®を右回転でねじ込み径5mmの硬性内視鏡を入れて観察しながらさらにねじ込む。最初に脂肪が見え次に白い筋膜が見えこれを破ると下に筋肉が見える。内視鏡の視野上で筋膜と筋肉が1：2以上になったところで炭酸ガスの送気を開始する（8〜12mmHg）。時に筋肉上に白い筋肉の線維方向に沿ったキラキラした膜が見えることがあるがこれは筋膜ではないので間違わないように。もし筋肉の中に入ったらEndoTIP®を左に回転させるこ

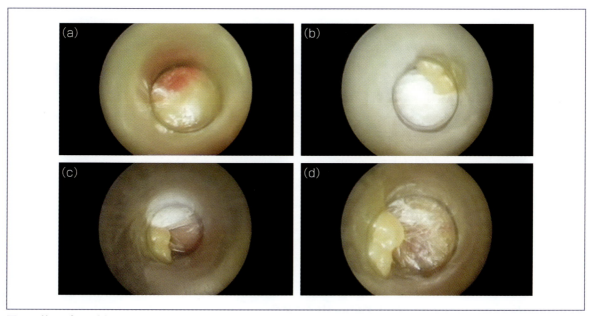

図4　第1ポート挿入
(a)まず脂肪、(b)次に筋膜の表面が見える。(c)さらにねじ入れると筋肉が見えてきて、視野の2/3以上が筋肉になった時、(d)炭酸ガスを送気するとクモの巣状の組織が見える。

とで良い位置に持ってくることができる。ふわふわしたクモの巣状の組織に内視鏡を突っ込むと抵抗なくスペースが確保でき、上に白い筋膜、下にピンクの筋肉が見えたら確実に筋膜下に入れたことになる（図4）。浮腫が強いときにはポート挿入時に体液が出てきて観察しにくいときがあるがツッペルでふき取ると問題なく挿入できる。硬性内視鏡は通常は直視を使用するがIPVの観察が困難な時に斜視を使用すると視野がよくなることがある。

④ワーキングスペースの確保

　第1ポートから挿入した内視鏡でできるだけ広範に筋膜下を剥離しワーキングスペースを確保しておく。ただし見えないところにむやみに突っ込むと血管や組織を傷つけて出血するので注意が必要である。浅後方コンパートメントの場合腓腹筋とヒラメ筋の間に入ってしまうことがある。ここで間違うと腓腹筋上の皮膚表面にマークしたIPVは処理できなくなるのでワーキングスペースを正しい位置に修正しなければならない（図5）。また内視鏡は強い力がかかって曲がると簡単に破損するので力がかかるところは内視鏡でなく剥離鉗子などで剥離するようにする。

⑤第2ポートの挿入

　内視鏡の光で静脈が透見できるので静脈を避けて第2ポートを挿入する。第1ポートに近すぎると内視鏡と鉗子が干渉するし離れすぎると筋肉がじゃまになり見えにくくなる。また第2ポート挿入時に皮膚病変のあるところを切開しないように注意する。イソジン消毒してあると正常部と病変部の区別がつきにくい。

⑥IPVの剥離と切離

　マーキングしたIPVは内視鏡カメラで見ると青白く見える。静脈壁が厚い

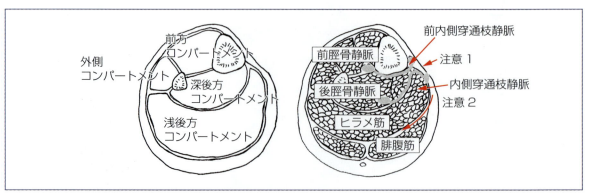

図5　下腿コンパートメントと不全穿通枝処理における注意点

注意1　穿通枝静脈が浅後方コンパートメント前方の区画間筋膜内に存在する場合があり、この筋膜を切開し筋膜に被覆されているIPVを掘り出して切離する必要がある。
注意2　剥離操作中に腓腹筋とヒラメ筋の間に入りやすいので筋肉間に入らないように注意する。

ほど白く、薄いほど青く見えるが炭酸ガスの送気圧がかかっているため通常より細くなっている。剝離鉗子でIPVを剝離しUCSで切離する（図6）。切離すべきIPVが複数ある場合、順番は太く逆流の強いもの、末梢側にあるものから行う。出血させると視野全体が赤くなりIPVを見つけるのが非常に困難になるので出血させないことがこの手術において最も重要なことである。軽度の出血ならUCSなどで止血する。それができない場合は送気を中止して出血部を皮膚側から5～10分圧迫止血する。表在静脈の処置があるならエスマルヒを巻いてそちらを先にやってもよい。筋膜下に血液がたまった場合は吸引して除去する。

　IPVの剝離や切離が困難な場合はカメラ用アクセスポートと鉗子用アクセスポートを適宜入れ替えて行う。あるいはもう1本アクセスポートを使用してもよい。われわれはIPVの剝離には独自に先端を細い形状にしたメリーランド型剝離鉗子を用いているが、腹腔鏡下胆囊摘出術に用いる既成のものでも十分に可能である。IPVは通常2本の静脈とそれに挟まれた1本の動脈で構成されているが伴走動脈のないものも多い[6]。可能であれば動脈は剝離温存しIPVのみを切離するようにしているが、剝離中出血させるぐらいなら無理せず動脈も一緒に切離しても構わない。

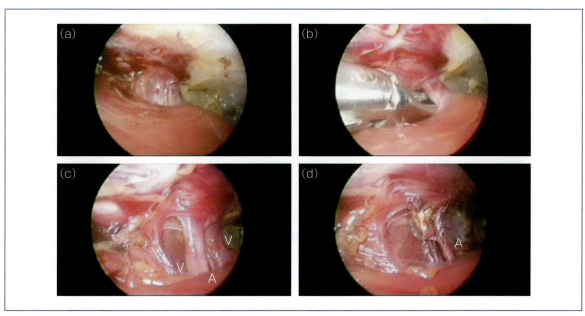

図6　IPVの剝離と切離
通常は静脈2本と動脈1本から構成されるが可能であれば動脈を温存する。伴走動脈を伴わないものも多い。
(a)剝離前のIPV (b)IPVの静脈を剝離中。(c)静脈2本と伴走動脈1本に剝離後。(d)静脈のみをUCSで切離し動脈は温存されている。
A：動脈　V：静脈。

内視鏡でIPVを観察するとき筋肉が邪魔になって見えにくいときはアクセスポートをさらにねじり入れてポート自体で筋肉を抑え込むようにすると視野がよくなることがある。また剥離鉗子や内視鏡がIPVに届かないときはアクセスポートをねじり入れることで届くようになる。

　アクセスポートは、高齢者など皮膚組織が弱い場合引っ張ると簡単に抜けてしまうので注意する。われわれはアクセスポートを伸ばしたガーゼで引っ張り上げるようにして把持している。ガーゼをひっかける位置をできるだけ皮膚に近い側にすると剥離鉗子や内視鏡の操作が容易になる。もし術中にアクセスポートが抜けてしまったら残っているアクセスポートから内視鏡カメラを入れ観察しながらアクセスポートを再挿入する。

　IPVを切離するときはできるだけ筋膜側で切離する。このときUCSのアクティブブレードが皮膚にあたって熱傷を起こさないように注意する。IPVや組織を超音波凝固切開装置で切離する場合、基本はアクティブブレードを手前にすることだが、ミストが多くなり視野が悪くなることがある。このような時アクティブブレードを向こう側にするとミストは少なくなる。

　SEPSを終了する前に術前に付けたマークから24G針を穿刺して、予定したIPVが切れているかどうか確認してもよい。予定したIPV切離が終了したら止血を確認しポートを抜去し、皮膚切開部を縫合してSEPSを終了する。

⑦手術の順番

　表在静脈の処置を同時に行う場合、選択的ストリッピングであれば先にSEPSを行い、下腿にエスマルヒを巻いた後ストリッピングを行う。EVLAの場合は先にSEPSを行うと筋膜下に気体があるためエコーガイド下の穿刺が困難になることがあるため、先にエラスターを穿刺しておくとよい。

⑧術後

　潰瘍があれば親水性ポリウレタンフォームドレッシングなどを貼付した後、下巻の上に下腿部は自着性包帯を巻き、大腿部は弾性包帯を巻く。必要があればv.a.c®療法を行う。大きな潰瘍の場合は良好な肉芽ができた時点で植皮を行うほうが再発しにくい[7]。

　DVTの予防のため硬化療法を行っていれば他動的に背屈運動を100回行う。帰室後には患肢にもIPCをつけて作動させる。歩行は翌朝から行う。

4-2(I)-2. TPS-SEPSの成績

(1)対象

われわれは皮膚病変を伴うCVIにおいてIPVとともに表在静脈逆流があれば一期的に処理することにしている[8]。表在静脈の逆流に対してはEVLA、もしくはPS＋硬化療法＋Stab Avulsionを行っている。

われわれが2005年4月～2014年3月に経験した、皮膚症状を伴う重症下肢静脈瘤症例147例173肢（C4b 131肢、C5 15肢、C6 27肢）に対して行った手術成績について述べる。

年齢は平均68.8歳（28歳～91歳）であった。

(2)逆流の局在と術式

術前に超音波ドップラー検査にて精査した逆流部位と術式は以下の通り。

SFJ＋IPV：SEPS＋EVLA or GSV-PS＋硬化療法 145肢

SPJ＋IPV：SEPS＋EVLA or SSV-PS＋硬化療法 12肢

SFJ＋SPJ＋IPV：SEPS＋EVLA or GSV-PS＋EVLA or SSV-PS＋硬化療法 6肢

IPV：SEPS＋硬化療法 10肢

(3)手術

手術時間は平均71分（32～120分）、内視鏡時間は平均13.8分（5～34分）、IPV切離数は平均2.9本（1～6本）であった。

(4)結果

C4b、C5症例146肢は全例皮膚炎の鎮静化を得られた。C6症例27肢は全例潰瘍が治癒した。1例は術後植皮した。C6症例2例が再発したが心不全のコントロールにて軽快した。術後合併症としては足底部の一過性の知覚鈍麻を2例経験したがDVTや肺塞栓症などSEPSに伴う重篤な合併症は認められなかった。

4-2(I)-3. おわりに

今回は下腿内側におけるTPS-SEPSの方法を示した。下腿外側や背側でもワーキングスペースが狭くなり操作がやや困難ではあるが、SEPS自体は可能である。

SEPSはあくまでIPV処理の方法であり、皮膚症状を有する重症CVIに対するオプションの一つである。CVIに対しては正確な診断、表在静脈手術、

圧迫療法や潰瘍部の処置などの総合的な知識と技術が必要である。潰瘍が治癒したから終わりというわけではなく、圧迫療法やフットケアなどの長期的かつ適切な管理が患肢の予後を左右することを忘れてはならない。

参考文献
1) 春田ほか：2ポートシステムによる内視鏡下筋膜下不全穿通枝切離術。手術2000；54：1113-1117
2) 春田ほか：内視鏡下筋膜下不全穿通枝切離術。外科治療2003；86：412-419
3) 春田ほか：内視鏡下筋膜下不全穿通枝切離術が有用であった静脈うっ滞性潰瘍の1例。広島医学2005；58：232-234
4) 春田ほか：術後長期成績による静脈性潰瘍に対するSEPSの有用性に関する検討。静脈学2005；16：331-336
5) 春田ほか：内視鏡下筋膜下不全穿通枝切離術：EndoTIP® cannulaを用いた2ポート式内視鏡下筋膜下不全穿通枝切離術。静脈学2011；22：63-67
6) 春田ほか：下肢静脈瘤不全穿通枝の解剖とその特徴。日鏡外会誌2003；8：292-300
7) 菰田：うっ滞性皮膚病変治療の静脈還流への影響。静脈学2013；24：49-55
8) 新原ほか：当院における下肢静脈瘤に対する治療戦略。広島医学2007；60：94-96

Two Port System-SEPS
Ⅱ　XCELポートを用いたTPS-SEPS

松村　博臣

4-2(Ⅱ)-1. はじめに

　静脈うっ滞性皮膚炎や皮膚潰瘍などの病変を伴うCVIに対する治療には、IPVの切離が有効であるとされている[1,2]。従来のLinton手術に代わり、内視鏡下手術の進歩によって皮膚病変に切開を加えることなく、IPVを切離する術式が開発された。これがSEPSである[3]。

　当科では1999年から独自に開発したSEPS専用の筋膜挙上鉤（図1）を用いた方法などでSEPSを行ってきた[4]。下腿筋膜を切開し筋膜下腔に筋膜挙上鉤を挿入して用手的に筋膜を挙上することで、ワーキングスペースを確保する方法である。この方法には二酸化炭素を用いないなど、利点はあった。しかしながら1ポート方式であるために内視鏡と鉗子類の動線が同一の方向となってしまい、各々の操作が干渉して困難となることがしばしばあった。そ

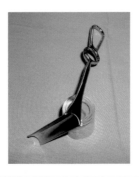

図1
独自に開発した筋膜挙上鉤。先端から筋膜下腔に挿入した鉤で筋膜を挙上すると、上に凸となった鉤の下部にワーキングスペースが確保される。

こで2ポート方式のSEPSであるTPS-SEPSを採用した。

　春田らが報告したTPS-SEPSは、筋膜下腔へのアクセスポートとしてEndoTIP® Cannula(Karl Storz、Tuttlingen、Germany)を用いている[5]。われわれはアクセスポートとして汎用性が高く、ディスポーザブルであるエンドパス®XCELブレードレストロッカー(Ethicon、New Brunswick、NJ)(以下、XCELポートと呼ぶ)を用いてTPS-SEPSを行っている。

4-2(Ⅱ)-2. 手術適応

　CEAP分類(Clinical manifestation、Etiology、Anatomic distribution、Pathophysiology)[6]の臨床所見、C4以上の皮膚病変を伴う下肢静脈瘤症例をSEPSの適応としている。

4-2(Ⅱ)-3. XCELポートを用いたTPS-SEPSの術式

(1)術前検査
　皮膚病変直下のIPVを超音波ドップラー検査(duplex scan)で検索し、マーキングをしておく。

(2)麻酔と体位
　全身麻酔または脊椎麻酔下に患者を仰臥位とする。患肢の趾尖から鼠径部まで消毒処置を行い、感染予防のためにストッキネット(Alcare、Tokyo、Japan)を装着する。患肢はやや外旋させ、膝関節の下に枕か折り畳んだシーツを挿入して屈曲させる。感染を伴う皮膚病変があれば、予めフィルムドレープを貼って被覆しておく。

(3)第1ポートの筋膜下腔への挿入
　5mm XCELポートのトロッカーをスリーブに挿入し、両者をしっかりと固定する。直視型(視野方向0°)直径5mm硬性内視鏡(Olympus、Tokyo、Japan)をトロッカーのハンドル上部の内視鏡挿入口から挿入し、トロッカーの先端まで到達させて、システムを準備しておく。

　第1ポートはIPVを直視できるように、下腿内側の皮膚病変部から脛骨に平行な線上で、膝関節下縁の2ないし3横指末梢側から挿入する。

　XCELポートの筋膜下腔への挿入は、内視鏡で深さを確認しながら進んでいくoptical法にて行う。約5mmの皮膚切開部から、患肢に対して垂直に

システムを挿入する。左右に約90°ずつ回転させながら、適度な力を加え続ける。トロッカーの先端に付属する透明で先細のオプティカルエレメントが、皮下脂肪層や下腿筋膜を鈍的に分け入る様子をモニターで確認する(図2)。

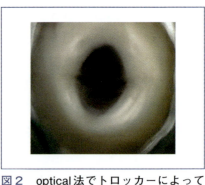

図2 optical法でトロッカーによって下腿筋膜を分け入った瞬間
中央に見えるのが、筋膜下腔、周囲の白く見えるのがトロッカーの先で鈍的に分けられた下腿筋膜。

トロッカー先端のオプティカルエレメントが筋膜下腔に到達した後、ポートを近位側に倒す。オプティカルエレメント越しに内視鏡で観察しながら、ポートを患肢の遠位側に押し進めて筋膜下腔を鈍的に剥離する。この時オプティカルエレメントが筋膜下腔に到達してすぐにトロッカーを抜いてしまうと、トロッカーよりもスリーブが短いため、スリーブが筋膜下腔に到達していないことがある。ポートを十分に押し進めた後に、トロッカーと内視鏡を抜去してスリーブを残すことがポイントである。

気腹チューブをスリーブのストップコックに接続して、二酸化炭素を8～10mmHgになるように送気する。筋膜下腔には疎な結合織があるのみで、剥離操作によって容易にワーキングスペースを確保できる。

(4)第2ポートの筋膜下腔への挿入

第2ポートも5mm XCELポートを使用する。患部と第1ポートを結ぶ軸の内側から、第2ポートをoptical法にて筋膜下腔に挿入する(図3)。第2ポートを挿入する前に、2つのポートの間の角度を確認して、操作しやすい

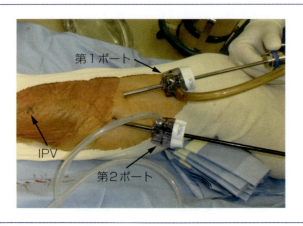

図3 XCELポートを用いたTPS-SEPS術中写真
第1ポートから内視鏡、第2ポートから鉗子を挿入する。

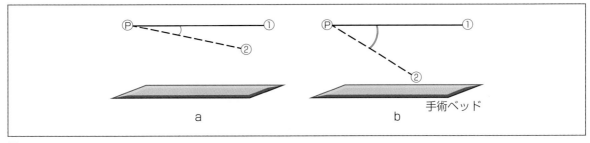

図4
a）第1ポート①と目標とするIPV Ⓟと第2ポート②が作る角度が小さい場合、内視鏡の視線と鉗子の動線が重なるため視野が取りにくくなる。
b）第1ポート①と目標とするIPV Ⓟと第2ポート②が作る角度が大きい場合、鉗子が手術ベッドに当たるため鉗子の動きが制限されてしまう。

ような位置から挿入する（図4a、b）。鉗子操作をする時に、内視鏡の視野の邪魔にならず、かつ手術ベッドに当たらない角度を設定することがポイントである。必要に応じて、患肢を外旋・屈曲させる角度や膝関節の高さを調節してみるのもよい。

XCELポートの特徴として、ディスポーザブルであること、鉗子の出し入れが容易であること、トロッカーの先端に透明のオプティカルエレメントが付属するため、筋層を分け入る際や筋膜下腔を鈍的に剥離する際にトロッカー内に挿入した内視鏡が汚染されることがないことが挙げられる。しかしXCELポートはEndoTIP®に比べてトロッカーのハンドル部分がやや大きい構造となっている。したがって2本のトロッカーの位置が近い場合、体外で干渉し合うことがある。ポートを挿入する位置をよく考慮するだけではなく、遠位側のポートをスリーブ長の短いもの、近位側をスリーブ長の長いものにして干渉しないようにする。

(5) IPVの露出と切離

第2ポートから挿入したメリーランド型鉗子（Karl Storz、Tuttlingen、Germany）で、マーキング直下にあるIPVの周囲組織を剥離して、IPVのみを露出する（図5）。穿通枝静脈（perforating vein）には穿通動脈が伴走している場合があるので、拍動が確認できれば動脈は温存する[7]。このIPVのみを、第2ポートから挿入したENSEAL®（Ethicon、New Brunswick、NJ、USA）で切離する。この操作を繰り返して、マーキングを行ったIPVをすべて切離する。切離完了後、スリーブを抜去する。ポートが貫通した筋膜は縫合しない。皮膚を4-0モノフィラメント吸収糸で埋没縫合する。

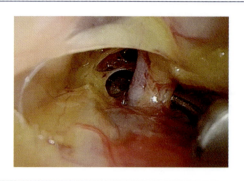

図5
内視鏡で確認した筋膜下腔のIPV。向かって右側に見えるのはメリーランド型鉗子。

（6）表在静脈の処理
　内視鏡下操作が終了した後に、必要に応じて高位結紮ストリッピングを含めた表在静脈処理を行う。

（7）術後処置
　すべての術操作が終わった後に、弾性包帯を足尖から膝関節の近位側まで巻き上げる。
　術翌日から積極的に離床させ、筋ポンプ作用による静脈還流を促進させる。

4-2（Ⅱ）-4．手術成績

　当科において静脈うっ滞性皮膚病変を伴う下肢静脈瘤症例に対して、SEPSを45症例に対して行った。これまでに1ポート方式で独自に開発した筋膜挙上鉤を用いた方法など術式の変遷を経て、現在は5mm XCELポートを用いた2ポート方式を行っている[8]。本術式を12例に対して行い、11例（91.7％）に治癒機転が得られている（図6a、b）。1例は炎症が強い糖尿病合併症例で、ポートを筋膜下腔に挿入できず、術後に感染を来したために創治癒が遅延した。
　皮膚に炎症があった場合でも、下腿筋膜がバリアーの役目をするために、筋膜下腔に炎症が及ぶことはなく、内視鏡下の良好な視野でIPVを確実に処理できる。そのため静脈うっ滞性皮膚病変の難治例であっても、SEPSを行うことによって90％以上に治癒機転が得られると報告されている[9],[10]。しかしながら炎症によって皮下組織に浮腫を生じている場合や、外傷や整形外科手術の既往によって筋膜下腔に炎症が及んでいる場合は、ポートを筋膜下腔

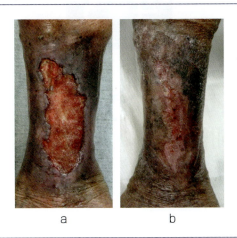

図6　静脈うっ滞性下腿潰瘍治療例
a）術前　b）TPS-SEPS術後120日目

に挿入できない場合があるので注意を要する。炎症や浮腫を伴う症例に対してSEPSを行う場合、少なくとも2週間前から患肢の安静挙上や圧迫療法によって、可能な限り炎症や浮腫を軽減させておくことが大事である。

参考文献

1) Cockett FB, et al. The pathology and treatment of venous ulcers of the leg. Br J Surg 1955; 43: 260-278
2) Linton RR. The post-thrombotic ulceration of the lower extremity: its etiology and surgical treatment. Ann Surg 1953; 138: 415-432
3) Hauer G. Operationstechnik der endoskopischen subfascialen Discision der Perforansvenen. Chirurg 1987; 58: 172-175
4) 松村博臣、宮田圭悟、竹中 温。下肢静脈瘤に対する内視鏡下筋膜下不全穿通枝切除術。手術 2002; 56: 1811-1814
5) 春田直樹、新原 亮。内視鏡下筋膜下不全穿通枝切離術：EndoTIP® cannulaを用いた2ポート式内視鏡下筋膜下不全穿通枝切離術。静脈学 2011; 22: 63-67
6) Eklöf B, Rutherford RB, Bergan JJ, et al. Revision of the CEAP classification for chronic venous disorders: Consensus statement. J Vasc Surg 2004; 40: 1248-1252
7) 春田直樹、新原 亮、浅原利正、他。下肢静脈瘤不全穿通枝の解剖とその特徴。日鏡外会誌 2003; 8: 292-300
8) 松村博臣、宮田圭悟。下腿皮膚病変を伴う下肢静脈瘤症例に対するtwo-port system SEPS（内視鏡下筋膜下不全穿通枝切離術）の術式と成績。静脈学 2012; 23: 371-374
9) 春田直樹、新原 亮、内田一徳、他。静脈鬱滞性潰瘍101肢に対するSEPS手術の経験―新たにSEPS手術を導入する際のコツ―。静脈学 2010; 21: 333-337
10) 菅原弘光、市来正隆、蔡 景襄、他。当院における最近の下肢静脈瘤治療と成績。静脈学 2011; 22: 81-87

4-3

Three Port System–SEPS
湾曲鉗子を用いたThPS-SEPS

菅原　弘光

4-3-1. はじめに

　1982年Hauer[1]がOPSを、1996年Gloviczki[2]がTPS-SEPSを報告して以来、Linton手術に代わるものとしてSEPS手術は行われてきた。

　当院では2004年3月からSEPSを導入し、2013年3月までに施行した下肢静脈瘤手術1,975肢のうち下腿の皮膚潰瘍やLDSなど静脈うっ滞性皮膚病変部にIPVを認めた症例に対しては、創哆開や創感染などの術後創合併症を防止する目的で、Linton手術に代わる術式としてSEPSを106肢（5.4％）に施行した（SEPS成功率98.2％、潰瘍治癒率92.3％）。

　2004年3月から1ポート（オリンパス社製システム）にてSEPSを18肢施行したが、視野の確保に難渋したため、2006年4月から2ポートシステムに変更してSEPSを施行した。アクセスポートに春田ら[3]が報告したEndo-Tip®cannulaを使用してからは、オプティビューで筋膜下にポートを確実に挿入できた。また特に挿入後の気密性は向上して視野の確保は容易になり、安定した内視鏡下手術が可能であった。

　しかし、術者は依然One-hand操作であるために、しばしば末梢での術野の展開や視野の確保、穿通枝静脈（perforating vein）に伴走する動脈の剥離・温存に難渋する症例も経験した。したがって、術者のTwo-hand操作を目的として、3ポートシステムによるSEPSを考えた。

　はじめ従来のストレート鉗子を使用した3ポートシステムのSEPSを4肢施行したが、鉗子の柄と患者の大腿、また鉗子とカメラが干渉して鉗子の操作性は逆に悪化した（図1a）。ストレート鉗子の代わりに胸腔鏡手術で用いられていた湾曲鉗子と専用のFlexible Trocarを使用することで鉗子の操作

性は改善できた（図1b、c）。すなわち術者のTwo-hand操作が可能で、鉗子の操作性も悪化しないThPS-SEPSを報告できた（UIP2011プラハ[4]）（図2）。3ポートシステムに変更することで術者は、One-handからTwo-

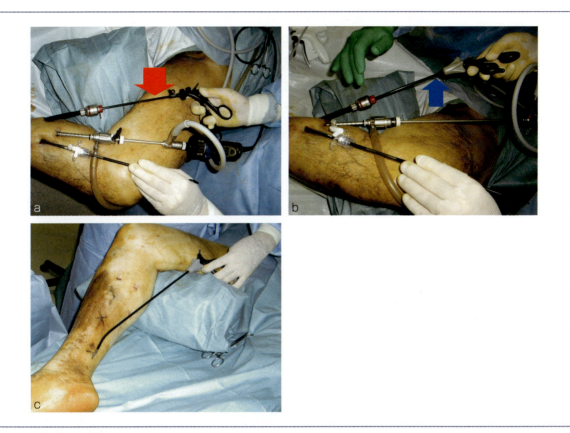

図1　湾曲鉗子と直鉗子の違い
(a)従来の直鉗子は柄が患者大腿部に干渉して（→）操作性が不良であった。(b・c)湾曲鉗子では柄が患者大腿から離れるために（→）、鉗子の自由度が増し、操作性が向上した。

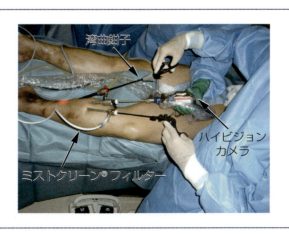

図2　ThPS-SEPS

handの手術操作となり、狭い術野でも細かな作業が可能になった。

　ただし、2ポートシステムに比べて3ポートシステムは、手術の手順が煩雑である。通常、2ポートシステムで穿通枝静脈の切離や伴走動脈の剝離・温存、視野展開が可能であることが多いことから、まず2ポートシステムにてSEPSを開始して(TPS-SEPS)、術中に術野の展開や視野の確保、伴走動脈の剝離に難渋した場合には、湾曲鉗子と専用Flexible Trocarを使用して3ポートシステムに変更して行うSEPS、すなわちマルチポートシステムSEPS(EAES2013で報告)を現在施行している。そこで湾曲鉗子を使用した3ポートシステムSEPSの方法を解説するとともに、2ポートシステムSEPSとマルチポートシステムSEPSの手術成績について検討した。

4-3-2. 適応

　平成26年診療報酬改定にてSEPSは、『内視鏡下下肢静脈瘤不全穿通枝切離術』として保険適用になった。その適応症は「下腿の広範囲の皮膚に色素沈着、硬化、萎縮又は潰瘍を有しており、かつ、超音波検査等により、不全穿通枝が同定され、血液が逆流していることが確認されていること」とされている。当院ではIPV部位の皮膚に潰瘍やLDSなどの皮膚病変(C4a以上)を認めた症例に対して硬膜外麻酔併用腰椎麻酔にてSEPSを施行した。

　IPVは、筋膜貫通部の内径が3mm以上で、超音波ドップラー検査(duplex scan)にて0.5秒以上の逆流を伴うものとした。GSVおよびSSVに逆流を認めた症例は、表在静脈(Superficial vein)の逆流を遮断する目的でHL(high ligation；高位結紮)やストリッピングおよびEVAなどにより表在静脈の逆流の遮断術をSEPS終了後に一期的に施行した。一方、表在静脈遮断の後、SEPSを二期的に施行した症例も経験した。穿通枝静脈再発に対してはSEPSを単独で施行した。SEPS術後の穿通枝静脈再発に対しても、再SEPS(redoSEPS)を施行した。両側症例も可能で、同時にSEPSを施行した。

4-3-3. 手術体位と機器配置

　患者体位は仰臥位とした。患肢膝下に枕を入れ、膝を軽く屈曲し、やや下肢を回外、外旋して施行した(図3a)。メインモニターを患者の尾側中央に設置した。内視鏡システムおよびUCS(ultrasonic coagulating shears；超音

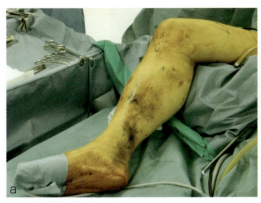 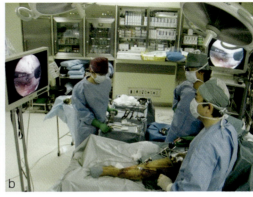

図3　手術体位と機械配置
(a)患者は仰臥位で、患肢は膝下に枕を入れ、膝を軽く屈曲、下肢を回外、外旋した。(b)メインモニターを患者の尾側中央に設置した。内視鏡システム、UCSや電気メスなどのエネルギーデバイスは患者右側に配置した。術者は患肢側に立ち、スコピストと介助者は術者の反対側に立って行った。

波凝固切開装置)や電気メスなどのエネルギーデバイスは患者右側に配置した(図3b)。

4-3-4. 使用機器・器具

　内視鏡システムは通常の腹腔鏡手術用のものを使用した。カメラは5mm 30°斜視硬性鏡(Karl Storz、Germany)を使用した。狭い術野で良好な視野を提供できるように斜視硬性鏡を選択した。ライトガイドはL型を使用するとカメラの操作性はより良好であった(図4a、b)。

　2010年からはハイビジョンカメラシステム(Karl Storz、Germany)にてSEPSを施行した。第1ポートはEndo Tip®(Karl Storz、Tuttlingen、Germany)[3]を使用し、第2ポートには内腔5mmのポートを使用した。第3ポートは胸腔鏡手術用に開発された湾曲鉗子(Aesculap®、B. Braun Melsungen AG)とその専用ポートのFlexible Trocar(Aesculap®、B. Braun Melsungen AG)を使用した(図5)。筋膜下の剥離、穿通枝静脈の切離にはUCS(ハーモニック®)を使用した。剥離には腹腔鏡手術用の剥離鉗子も使用した。UCSに同期して排煙を行うミストクリーン®(ジョンソン・エンド・ジョンソン)も有用であった(図2)。

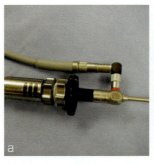
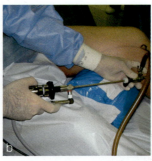

図4　L型ライトガイド
(a)L型ライトガイド(b)L型ライトガイドは対側の肢と干渉しにくいためカメラの自由度は増し、カメラの操作性は良好となる。

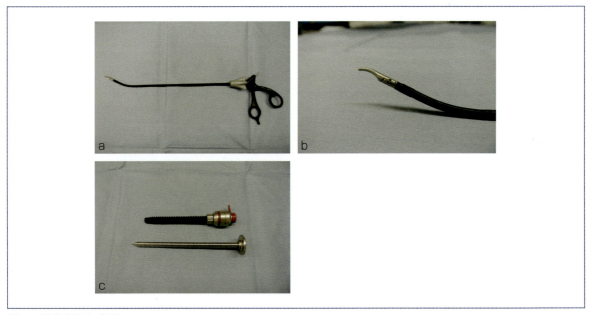

図5　湾曲鉗子と専用Flexible Trocar
(a)真っ直ぐなシャフトの先端部は湾曲して、シャフトは回転できる。(b)湾曲した先端部は剥離鉗子になっている。(c)トロッカー内筒は金属製、外筒は屈曲が可能でセミリユーザブル製品である。

4-3-5. 手術の手順

　はじめ術者は患肢対側に立ち、正常皮膚を小切開してオプティビューにより第1ポートとしてEndoTip®cannulaを筋膜下に挿入した。炭酸ガス送気（圧8〜10mmHg）を開始して、室内の照明を落とした。ターニケットによる駆血は行わなかった。第1ポートに挿入したカメラヘッドを利用して、鈍的に筋膜下を剥離して第2ポートが挿入できる空間を作成した。続いて術者は患肢側に移動し、第2ポートを筋膜下に挿入した。UCSを利用して筋膜

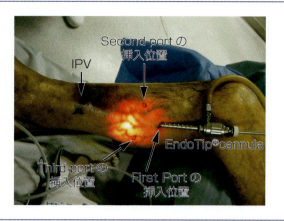

図6　Trocar配置
第1ポートはIPVから15cm程度離して患肢下腿中央に挿入した。第2ポートはその前方、脛骨内側縁より1〜2cm内側に挿入した。第3ポートは下腿後方に挿入した。スコープ光源で皮膚を筋膜下から照らすことで、皮下静脈の走行を確認でき、ポート挿入による出血を防いだ。

下に広いワーキングスペースを作成した（図7a）。助手は術者の対側に立ってカメラ操作を行った。第1ポートと第2ポートの配置は、3ポートシステムの場合、2ポートシステムと比べ若干間隔が狭くなる傾向にあったが、できるだけ2ポートシステムと同様の位置になるように心がけて挿入した。

第3ポートは下腿後方に挿入した。またスコープ光源で皮膚を筋膜下から照らすことで、皮下静脈の走行を確認してポート挿入による出血を防いだ（図6）。術前皮膚にマーキングしたIPV部位をメルクマールに、筋膜下で穿通枝静脈を見いだした。拍動を伴うものを伴走動脈ありと判断した。穿通枝静脈から伴走する動脈を剝離したのち、穿通枝静脈のみUCSにて切離して、伴走動脈は温存した。穿通枝静脈切離後に拍動をもう一度確認した。

2ポートシステムでSEPSを開始して、途中One-hand操作のため視野の展開や伴走動脈の剝離が困難な場合には、下腿後方にFlexible Trocarを挿入して、湾曲鉗子を用いた3ポートシステムに変更し、Two-hand操作で手術を完遂した（図7b）。

4-3-6. 手術成績

当院では2004年3月から2013年3月までにSEPSを106肢（102症例）施行した。男性53肢、女性53肢、平均年齢61.9±11.6歳であった。臨床分類はC4a：3肢（2.8％）、C4b：39肢（36.8％）、C5：11肢（10.4％）、C6：53肢（50％）であり、すべてC4a以上の症例であった。疾患は血栓後症候群の7肢

表1　当院で施行したSEPS症例

Cases of SEPS	102 Cases/106 limbs	
Average age	61.9±11.9 year-old (27-83)	
Sex	Male Female	53 limbs 53 limbs
Clinical signs	Class 4a Class 4b Class 5 Class 6	3 limbs 39 limbs 11 limbs 53 limbs
Type of SEPS	One-port system Two-port system Multi-port system	18 limbs 69 limbs 19 limbs

表2　2ポートシステムSEPSとマルチポートシステムSEPSの手術成績

	Two-port system	Multi-port system
Number of IPV operated per limb	2.3 IPV (1-4 IPV)	2.9 IPV (1-4 IPV)
Success rate(%) 　Cockett perforator 　Paratibial perforator	 93.2% 93.3%	 100% 100%
Uucer healing rate	90.9% (30/34)	90.9% (9/10)
Preservation rates of accompanying arteries	61.5% (32/52、n=37)	96.7% (29/30、n=19)

を除き，すべて1次性下肢静脈瘤であった。SEPSシステムは、1ポートシステム18肢，2ポートシステム69肢、マルチポートシステム19肢であった（表1）。

　2ポートシステムおよびマルチポートシステムの1肢あたりの平均内視鏡下IPV切離数はそれぞれ、2.3枝（1〜4枝）、2.9枝（1〜4枝）であった。SEPS成功率はそれぞれ、Cockett穿通枝（Cockett Perforator）；93.2％、100％、傍脛骨穿通枝静脈；93.3％、100％であった。潰瘍治癒率は共に90.9％であった。伴走動脈温存率はそれぞれ、61.5％（32/52、n=37）、96.7％（29/30、n=19）であった。2ポートシステムに比較してマルチポートシステムでは、伴走動脈温存率とSEPS成功率は良好であった（表2）。また共に重篤な合併症は経験しなかった。

　穿通枝静脈再発に対してはSEPSを単独で16肢施行した。そのうちSEPS術後の穿通枝静脈再発4肢に対しては、すべて再SEPSを施行できた。一方、Linton手術後のSEPS症例も2例経験したが、剥離が大変困難であった。最後にハイビジョンカメラシステムになってから、神経の視認性が良好になり足底神経麻痺などの合併症の防止に役立つと思われた（図7c）。

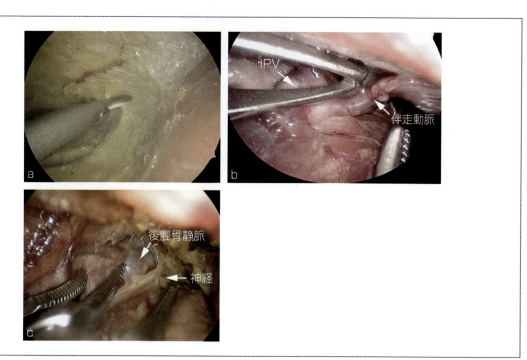

図7　Two-hand操作による3ポートシステム-SEPS
(a)UCSを利用して筋膜下にワーキングスペースを作成した。(b)伴走動脈を穿通枝静脈から剥離した。(c)Two-hand操作によって後脛骨静脈(Posterior Tibial vein)に合流する穿通枝静脈を剥離の途中、足底神経に続く神経を視認して温存した。

4-3-7. おわりに

　現在、SEPSは保険収載されて行われている。腹腔鏡手術で使用される機器の準備、内視鏡手術手技の習得、入院治療が必要ではあるが、穿通枝静脈逆流を遮断する方法の中で、最も確実に遮断できる手技であると考えられる。また合併症もほとんど経験されなかった。安全に施行できて治療成績も優秀な手術である。今後はさらに普及していく必要があると思われた。

参考文献
1) Hauer G：Die endoskopische subfasciale Diszision der Perforansvenen-vorläufige Mitteilung. 1985, VASA 14：59-61
2) Gloviczki P, Cambria RA, Rhee RY, et al：Surgical technique and preliminary result of endoscopic subfascial division of perforating veins. J Vas Surg 23：517-523, 1996
3) 春田直樹、浅原利正、丸林誠二、他：2ポートシステムによる内視鏡下筋膜下不全穿通枝切離術．手術、2000、54：1113-1117
4) Sugawara H, Ichiki M, Sai K, et al：Usefulness of three-port system subfascial endoscopic perforating vein surgery using curved forceps. Practical Phlebology 20(2)：22-23, 2011

4-4 腹臥位でのSEPS

草川　均

4-4-1. はじめに

　これまでSEPSというと、仰臥位で後内側のIPVを切離するものであるという固定観念があり、欧米や日本の論文でも、下腿後方の中心線より内側のみを処理することが記載されていた。

　しかし、整形外科の教科書によれば、SEPSを行う空間である浅後方筋コンパートメントの腓腹筋浅部の筋膜下腔は、腓腹筋外側頭を覆う下腿後面のかなり外側まで広がっていて、末梢は外果部のすぐ後方まで広がっている。したがって下腿後外側のIPVにも実はアプローチが可能である。

　下腿後外側のSEPSをするための工夫としては、腹臥位で行う必要があり、全身麻酔、気管内挿管と体位変換が必要となる。

　腹臥位にすることによって、視野の下に来る腓腹筋は、重力で下方へ下がって平坦になるため、筋膜下の有効視野を作り出すことが可能である。

　われわれは腹臥位でのSEPSを今まで2例に施行したが、きわめて視野は良好で、安全に後外側のIPVを切離することが可能であった[1]。

　世界中でこのような報告は今まで全くないものの、世界で最も多くの症例にSEPSを行っていらっしゃる春田直樹先生は5肢の経験を持っておられ、通常の仰臥位のSEPSと変わることはあまりないものの、臀部の大きな下肢の短い女性の場合は、臀部が邪魔になって、ポートの外の内視鏡や、剥離切離の器具が操作しづらい場合があることを指摘されている[2]。

　われわれの症例は2例ともやせ型で、背の高い症例であったため、簡易に施行できたものと思われた。

4-4-2. 症例報告

　症例を提示する。症例は61歳女性で、以前から内果周囲、外果周囲に色素沈着硬化を伴う左下肢静脈瘤を自覚しており、2年前に近医で側枝静脈瘤に対する硬化療法を施行されるも症状改善せず、図1のごとく内果上部では潰瘍を形成してきたため当科を受診した。

　術前エコーでは、GSV逆流なし、SSVはSPJから下腿後面中部までの本幹逆流、下腿後面中部で本幹に合流する内側側枝、外側側枝の著明な逆流、下腿下部の色素沈着硬化部皮膚下で後内側に3mm径のもの1本と、後外側に3.5mm径と3mm径の近接したもの各1本が筋膜下で架橋状につながったIPVを認めた。

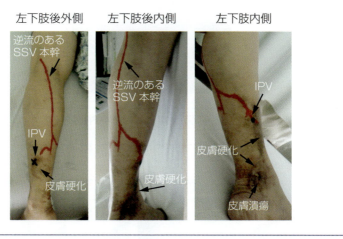

図1　症例の術前状態

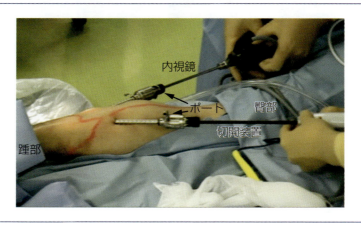

図2　腹臥位SEPSの術中外観

4-4　腹臥位でのSEPS

全身麻酔下、腹臥位で、SSVストリッピングとSEPSを施行、後外側の穿通枝静脈（perforating vein）は良好な視野で、直視下に切離、後内側の穿通枝静脈は本来なら仰臥位で切離する位置のため、視野の確保に工夫を要したが、なんとか直視下に切離できた。手術時間79分、出血量5mlであった。術中のSEPSの外観を図2に、術中内視鏡所見を図3に示した。
　術後経過は図4のごとく良好で、皮膚潰瘍の治癒、色素沈着硬化の改善が見られた。
　本法は下腿下部後外側に位置する皮膚病変の部位にあるIPVに対する治療の選択肢の一つとして考慮されるべき方法であると考えられた。

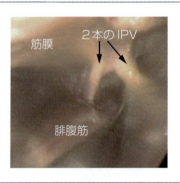

図3　後外側不全穿通枝の術中内視鏡所見

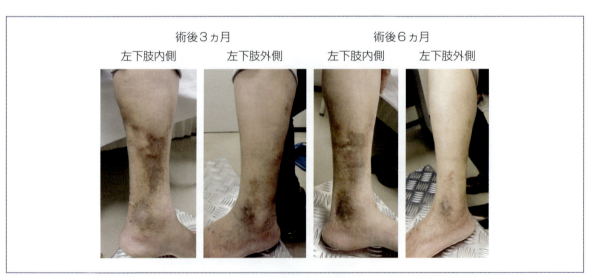

図4　症例の術後経過

参考文献
1) Kusagawa H, Shomura S, Komada T, Katayama Y, Haruta N: Subfascial endoscopic perforator surgery to posterolateral perforators in the prone position, Phlebology 2014; 29: 628-631
2) 春田直樹、新原 亮。内視鏡下筋膜下不全穿通枝切離術：EndoTIP® cannulaを用いた2ポート式内視鏡下筋膜下不全穿通枝切離術。静脈学2011; 22: 63-67
3) Kusagawa H, Shomura S, Komada T, Katayama Y, Haruta N: Subfascial endoscopic perforator surgery using screw-type ports is a very useful component of a comprehensive treatment program for chronic venous insufficiency. Ann Vasc Dis 2012; 5: 357-363

4-5

SEPSを始めるうえでの苦労話

森下　清文

4-5-1. はじめに

　2014年4月の診療報酬改定でSEPSは保険適用となった。ただし施設基準設定手術であるため年間50例以上の下肢静脈瘤手術の実施およびSEPSを術者として10例以上経験した常勤医師の存在が必要となる。したがってSEPSの保険適用を申請するためには資格を持った医師を雇うかSEPSを最低でも10例行わなければならない。SEPSの施設基準を満たしている施設はいまだ少ないことから今後、準備を始める施設が増加すると考えられる。本邦では春田ら[1]により提唱された2ポート式が主流であることから、この術式を基に、新たにSEPSを始めようとする施設へ準備の進め方を概説する。

4-5-2. SEPSに必要な器具

　内視鏡システム、トロッカー、スコープ、UCS（ultrasonic coagulating shears；超音波凝固切開装置）が必要となる。内視鏡システムは通常の内視鏡下胆囊摘出術に使用される装置で十分である。このシステムはスコープの信号を映像信号に変換し映像を液晶画面に映すためのビデオプロセッサーと光源装置、ならびに送気に必要な気腹装置から成り立つ。

　本術式の成否は本来存在しない筋膜下腔をいかに上手に形成するかにかかっている[2]。このため筋膜を確実に貫通でき、なおかつ送気した空気が筋膜下腔外に漏れない気密性にすぐれたアクセスポートが必要となる。Endo-TIP®（Karl Storz社製、Tuttlingen、Germany）はこの特徴を兼ね備えたト

ロッカーとして推奨されている[3]。

スコープは直視と斜視があるが、一般外科、呼吸器外科では斜視が主流である。したがって直視を用いようとすると施設によっては新たにスコープを購入しなければならない。スコープの使用経験がないと直感的に直視が技術的に容易な感じがするが、実はそうとも言えない。例えば内踝に近いIPVにおいて直視で良い視野を得ようとするとその位置が鉗子操作にとっても最善な位置となるため鉗子とスコープが邪魔しあうことがある。この場合は斜視が有利となる。このように直視と斜視で一概に優劣が付けられないため施設の実情にあわせて準備するのが得策であろう。

ワーキングスペースが確保されると次にIPVを周囲の組織から剥離し切断する必要がでてくる。UCS、LigaSure®（COVIDIEN社製、Mansfield、MA）は剥離ならびに切断、止血などの必要な操作を操作鉗子の入れ替えなしにできる利便性を兼ね備えている。その結果手術の簡略化に貢献している[1]。

4-5-3. SEPS施行時の注意点

筋膜下腔を適切に作製するためにはアクセスポートを筋膜下に正確に挿入することが第一歩となる。そのためにはEndoTIP®が有用となる。先端のスクリューを筋膜に垂直に押しつけながら回転させ筋膜を貫くと直ちにEndoTIP®内に置いたカメラで筋肉の色調が認識できる。これにより筋膜下腔への侵入が確認できる。ついで筋膜と接線方向にポートを傾け押し進め、二酸化炭素を送気する。正しく筋膜下腔を形成できた場合は天井方向に筋膜が、地面方向に筋肉が認められる[4]。送気はいきなり高い圧をかけず、少しずつ圧を上げ適切な視野が確保できたらそれを維持するよう調節すると皮下気腫も起こりにくく、初心者にとって容易な調節法と言えよう。

アクセスポート挿入に関してはその挿入位置にも注意が必要となる。膝関節に近すぎると膝関節部の骨の出っ張りが邪魔するためスコープの挿入角度が通常よりきつくなる場合がある。スコープは想像以上に華奢であるため良い視野を得るため向きを変えると、少しの力でも簡単に曲がることがあるので注意が必要である。その際は挿入位置が悪いのでよりよい場所を求めて刺し直しをすべきであろう。

われわれ、血管外科医は鏡視下手術に慣れていないことから、1例目は熟達者を施設に招き、その指導の下に行うか、多数例を経験している施設に見学に行くのがよいであろう。百聞は一見に如かずというが、成書だけではや

はり限界がある。一度経験すると論文や教科書の記載が実感されるのでお薦めする。

参考文献

1) 春田直樹、新原 亨、内田一徳、楠部潤子、橋本慎二、山本英喜、堀田龍一、倉吉 学。静脈鬱滞性潰瘍101肢に対するSEPS手術の経験—新たにSEPS手術を導入する際のコツ—。静脈学。2010; 21: 333-337
2) 八杉 巧。不全穿通枝(交通枝)治療のテクニック。最新テクニック下肢静脈瘤の診療、岩井武尚、平井正文、折井正博(編)、中山書店、東京、p243-253
3) 春田直樹、新原 亨。内視鏡下筋膜不全穿孔通枝切離術:Endo TIP cannulaを用いた2ポート式内視鏡下筋膜不全穿孔通枝切離術。静脈学。2011; 22: 63-67
4) 篠崎幸司、太田英夫、片山智博、石井孝明、川埼靖仁、大鶴 實、安田青兜。不全穿通枝を伴う慢性静脈不全に対する治療方針:SEPSと直達切除法。静脈学。2014; 25: 306-312

5

症例提示

5-1

二期的植皮術を予定すべきであったC6症例

春田　直樹

5-1-1. 症例・所見・経過

症　例	初診時74歳、女性（主婦）
主　訴	両下腿色素沈着・右下腿難治性潰瘍
現病歴	30歳時、出産を契機に両下肢静脈怒脹出現するも放置。60歳代頃より両下腿に色素沈着と瘙痒感生じるも、外用薬と内服薬で対応していた。70歳頃より右下腿潰瘍出現し、潰瘍は徐々に拡大した。この間何度か助言を求めたが、「お産をすればこんなものだ」などの意見を聞き、未治療で放置し、右下腿に潰瘍ができてからは家人に脚を見せず、入浴時は潰瘍部にサランラップを巻いていた。下肢痛が増強し、潰瘍発生後4年目の2002年11月広島大学病院皮膚科を受診し、下肢静脈瘤が原因の難治性潰瘍の診断でたかの橋中央病院血管外科紹介となる。

(1) 初診時所見（図1-1）

　両下肢の表在静脈（Superficial vein）怒脹は目立たないが、両下腿内側に色素沈着を認め、右下腿は直径12cmと2cmの潰瘍を2つ認め、潰瘍周囲の皮膚には硬結を伴っていた。超音波ドップラー検査（duplex scan）では、GSV系の弁不全と、C4b-C6病変皮下にIPVを3本認めた。

(2) 手術

　2002年12月、右下肢静脈瘤手術施行。術式は下腿IPV 3本をTPS-SEPSで処理し、下腿GSV本幹部硬化療法を追加した後、大腿部GSV本幹部のPSを行った。

(3) 術後所見（図1-2）3））

　術後115日目で潰瘍治癒得られた。2004年4月に治癒した長径12cmの潰瘍の中心部に2cm程度の潰瘍が再発した。保存的に治療するも改善なく、潰瘍増大したため、同年9月に自家植皮術を施行し、潰瘍治癒が得られた。

　以後、うっ滞性皮膚炎の増悪は見られない。

(4) 本症例よりの教訓

　長径5cm以下の潰瘍であれば、静脈瘤治療後、自然治癒を選択することも可能であるが、潰瘍部の上皮化は瘢痕治癒過程を取るため、潰瘍中心部は、血流の乏しい脆弱な瘢痕組織で覆われる。

　このため、本症例のように、長径10cmを超えるようなうっ滞性皮膚潰瘍では、下肢静脈瘤根治術により潰瘍部に良好な肉芽形成が見られたタイミングで、二期的植皮術を追加すべきである。

　なお、2015年4月の電話による予後調査では、潰瘍の再発はなく、毎週末、魚釣りを楽しんでいるとのことであった。

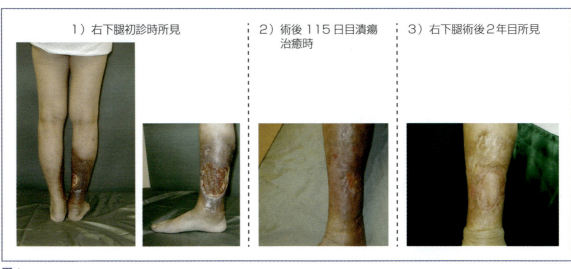

図1
1）初診時所見：右下腿に全周性の色素沈着と皮膚硬化を認め、内側に長径12cmと2cmの潰瘍を認める。
2）右下肢SEPS術後115日目：外来受診時右下腿内側の潰瘍治癒を確認できたが、潰瘍中心部は瘢痕治癒であり脆弱な皮膚である。
3）SEPS術後2年目、右下腿潰瘍再発部に自家植皮術を追加し、生着治癒が得られた。

5-2

植皮術のタイミングが悪かった C6症例

春田　直樹

5-2-1. 症例・所見・経過

症　例	初診時55歳、女性、自営業（クリーニング店）
主　訴	左下腿湿疹・難治性潰瘍
現病歴	1995年45歳時左下肢の腫脹を自覚し、左下腿内側に潰瘍が生じる。同年3月長崎県内の医療施設にて第1回目の自家植皮術を受け3ヵ月入院加療するも、退院後にすぐ潰瘍再発する。同年6月再入院のうえ再度植皮術を受けるも同様の経過であった。同年長崎県内の他施設に移り、以後はこの施設の皮膚科にて植皮術、サクションブリスター、高圧酸素療法等の治療を受けた。2005年4月たかの橋中央病院血管外科受診までの10年間で15回の自家植皮術を受けていた。

(1) 初診時所見（図1）

左下腿の腫脹と全周性の色素沈着を認め、また左下腿内側に5.5×3.0cmの潰瘍を認め、超音波ドップラー検査（duplex scan）では、C4b-C6病変皮下にIPV 4本とこれにつながる側枝型静脈瘤を認めた。

(2) 手術所見（図2）

2005年4月、左下腿の感染を伴う潰瘍をドレープで被覆し、TPS-SEPS行い、術前の超音波ドップラー検査にて確認したIPV 4本中3本を切離し、その後潰瘍部壊死組織除去術を施行した。

(3) 術後経過（図3）

術後左下腿潰瘍部の肉芽形成良好となり潰瘍の縮小が得られた。潰瘍治癒促進のため植皮術を勧めたが、今までの植皮術の治療歴より希望せず、術後

89日目、潰瘍治癒した。仕事復帰後も潰瘍再発は認めていない。

(4) 本症例よりの教訓

C6病変に対し植皮術を選択し、長期に生着が得られる可能性はある。実際、われわれの経験したC6病変53肢中6肢で植皮術の既往があり、このうち1肢では1年以上植皮片の生着が得られていた。しかし、今回われわれが報告した本症例のように複数回の植皮術にても潰瘍治癒が得られない症例では、一次的植皮術よりもSEPS±SVAなどによる患肢のうっ血状態の改善を優先すべきであろう。

本症例ではSEPSのみ行い植皮術は行わなかったが、植皮術を併用すれば潰瘍治癒期間の短縮が期待でき、結果として潰瘍治癒期間の短縮が得られた

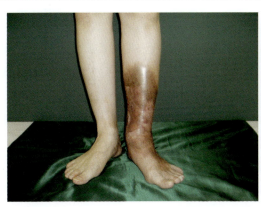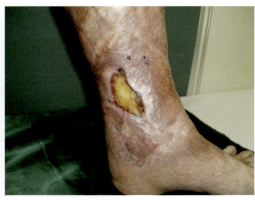

図1　初診時患肢肉眼所見
左下腿の腫大と全周性の色素沈着を認めた。左下腿内側に5.5×3.0cmの単発潰瘍を認め、潰瘍底は白色線維性組織で被覆されていた。

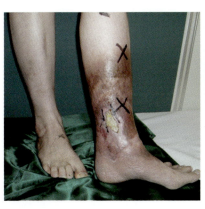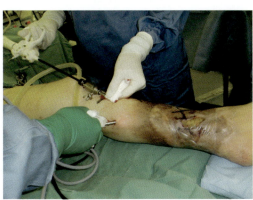

図2　術前のIPVマッピングと手術所見
右)超音波ドップラー検査によるうっ滞性皮膚炎部の4本のIPVが写真中×印で示してある。
左)TPS-SEPS術中。潰瘍は透明なドレープにて被覆してある。

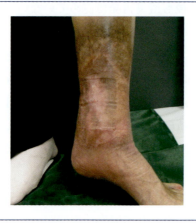

図3　TPS-SEPS手術8ヵ月後の患肢肉眼所見
うっ滞性皮膚炎の鎮静化と潰瘍治癒が得られている。

可能性がある。この場合植皮術をSEPS±SVAと一期的に行う場合と二期的に行う2つの選択肢がある。一般的に潰瘍病悩期間が長い症例では単純なうっ血による局所の血流障害のみではなく、血管壁へのフィブリン沈着によるフィブリンバリアーを伴う頻度が高く、SEPS±SVAによってうっ血の改善が得られても潰瘍部の低酸素症の改善が得られない可能性がある。また未治療のC6病変の多くが感染を伴い、潰瘍底が不良肉芽に被覆されていることより、この状況では植皮片の生着が得がたいことは容易に予想される。

このため植皮術はSEPS±SVAと一期的に行うのではなく、患肢の血流改善により潰瘍底に良好な肉芽組織が形成された時点を選び、二期的に行うほうが植皮片の生着は得やすいと思われる。

なお、本患者よりは毎年年賀状を頂いており、2015年元旦にも、潰瘍再発はなく、経過は「○」との報告を受けた。

5-3

大きなうっ滞性下腿潰瘍に対し、SEPSを含めた静脈処理に引き続き、V.A.C.®療法*、皮膚移植を行い、早期に治癒できた1例

草川　均

5-3-1. 症例・所見・経過

*V.A.C.®療法
Vacuum-assisted Closure。創部に持続吸引をかけて密閉閉鎖状態とし、治癒を早める治療。文献3）参照。

症　例	84歳男性
既往歴	特記すべきことなし
現病歴	数年前から左下腿下部に色素沈着硬化所見が見られていたが、こたつでの低温やけどをきっかけに下腿下部内側と外側に潰瘍が出現し、近医皮膚科での8ヵ月の圧迫療法と軟膏療法施行にもかかわらず悪化拡大傾向となり、内側潰瘍は8×5cm、外側潰瘍は10×6cmとなったため、コンサルトされた。静脈瘤はごく軽度であった。

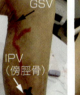
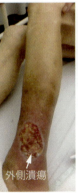
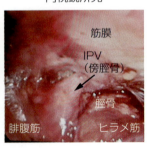

図1　症例の術前状態とSEPS時の内視鏡所見

(1) 術前エコー所見

DVTなし。GSV本幹は、SFJから下腿下部まで逆流あり。4.5mm径の下腿中下部の傍脛骨穿通枝静脈と3mm径の下腿下部のCockett穿通枝 (Cockett perforator) に明らかな逆流を認めた。

(2) 手術

全身麻酔（ラリンゲアルマスク）で、SEPSとSFJから下腿上部までのストリッピング、下腿上部からの皮膚病変下にあるGSV末梢のフォーム硬化療法、十分な潰瘍廓清を行った。手術時間88分、出血量8mlであった。

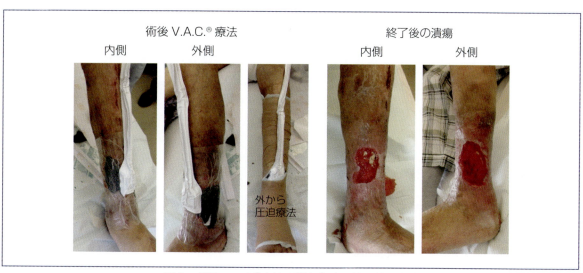

図2　術後V.A.C.®療法の導入とその終了後の潰瘍

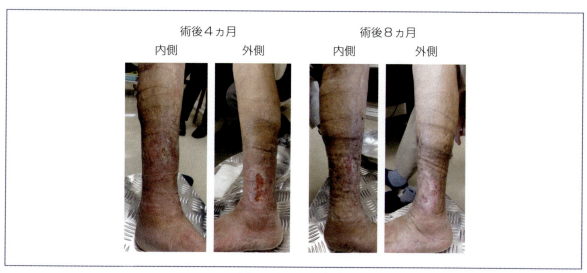

図3　潰瘍の術後経過

(3) 術後経過

良好で、術後7日目に抜糸し、内側、外側潰瘍に対するV.A.C.®療法を3週間行い、潰瘍表面の状態を良くしておいてから、近医皮膚科にて分層植皮を受け、潰瘍は術後1.5ヵ月でほぼ治癒、外側潰瘍の辺縁の表皮化に時間を要したが、術後7ヵ月目には完全に表皮化治癒した。

大きなうっ滞性下腿潰瘍の治療戦略計画として、静脈処理に引き続きV.A.C.®療法、皮膚移植を行う方法は、早期の潰瘍治癒を得るのに合理的かつ有効であると考えられた。

参考文献

1) 草川 均、庄村 心、駒田拓也、片山芳彦。下腿静脈うっ滞性潰瘍の治療経験。静脈学2013；24：261-267
2) 春田直樹、新原 亮、内田一徳、楠部潤子、橋本慎二。山本英喜、堀田龍一、倉吉 学。静脈うっ滞性潰瘍101肢に対するSEPS手術の経験。静脈学2010；21：333-338
3) Argenta LC, Morykwas MJ. Vacuum-assisted closure; A new method for wound control and treatment; Clinical experience: Ann Plast Surg. 1997; 38: 563-576
4) 春田直樹、内田一徳、丹治英裕、新原 亮、浅原利正。静脈性潰瘍に対するSEPS手術の成績と植皮術の位置づけ。日鏡外会誌2006；11：255-261

5-4

深部静脈病変に起因する下腿潰瘍に伴うIPVに対しSEPSが有効であった1例

草川　均

5-4-1. 症例・所見・経過

症　例	45歳男性
既往歴	7年前にDVTを思わせる左膝窩から下腿周囲の違和感のエピソードがあった。
現病歴	5年前に左下腿中下部の色素沈着硬化部内に潰瘍ができたのを初めて自覚した。表面には痂皮が見られていたが、最近痂皮がはがれて痛みを伴うということで他県より紹介された。潰瘍は4×3cmで、当初から大きくはなっていない。静脈瘤は見られなかった。

(1) 術前エコー所見

浅大腿静脈から膝窩静脈(Popliteal vein)までは完全閉塞のDVTで、GSV本幹には逆流なし。4mm径の下腿中部の傍脛骨穿通枝静脈と3mm径の下腿中下部のCockett穿通枝(Cockett perforator)に明らかな逆流を認めた(図1)。

(2) 手術

全身麻酔(ラリンゲアルマスク)で、SEPSと十分な潰瘍廓清を行った。手術時間33分、出血量5mlであった。

(3) 術後経過

良好で、遠方の方であったので、外泊を入れつつ術後7日目に抜糸して退院、その後近医形成外科外来で経過観察を受け、術後1ヵ月目に潰瘍は完全に表皮化治癒した(図2)。

深部静脈病変に起因するIPVに対するSEPSも、皮膚病変の鎮静化に有効

であった。

参考文献
1) 春田直樹、新原 亮、内田一徳、楠部潤子、橋本慎二。山本英喜、堀田龍一、倉吉 学。静脈うっ滞性潰瘍101肢に対するSEPS手術の経験。静脈学2010; 21: 333-338

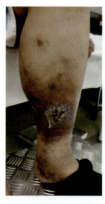
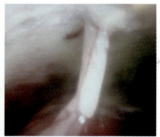

図1　症例の術前状態とSEPS時の内視鏡所見

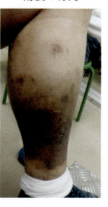
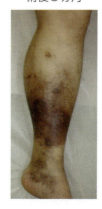

図2　術後所見

5-5
腹臥位でOPS＋SSV血管内レーザー治療を行った静脈うっ滞性潰瘍の1例

田淵　篤

5-5-1. 症例・所見・経過

小伏在静脈瘤に対する手術は通常は腹臥位で行うが、静脈うっ滞性潰瘍症例でSEPSも併せて行う場合には術中に仰臥位への体位変換を要する。われわれは、SEPSとSSV血管内レーザー治療を腹臥位で同時に施行し、良好な結果を得た症例を経験したので報告する。

症　例	77歳、女性。
主　訴	左下腿難治性潰瘍、疼痛
既往歴	11年前　左GSVストリッピング、10年前　高血圧、脂質異常症、両膝人工関節置換術
現病歴	5年前から左下腿腫脹、色素沈着、皮膚硬化をきたして次第に増悪し、2ヵ月前に左内果部に潰瘍を来して治癒しないため当科を紹介された。潰瘍部周囲の疼痛、下腿腫脹があり、歩行に支障があった。

(1) 診察所見

左下腿全周に色素沈着、皮膚硬化あり、左内果に3×3cmの潰瘍あり。潰瘍周囲に発赤、熱感あり、潰瘍底は病的肉芽組織で被覆され、浸出液によるガーゼ汚染が著明であった。

(2) 超音波検査所見

左GSVはストリッピング術後で残存なく、左SSVの拡張、逆流あり、左下腿にIPV 3本を同定した。

以上の結果から小伏在静脈瘤およびIPVが関与した静脈うっ滞性潰瘍と診断し、両者に対する手術を考慮した。

(3) 手術所見

　手術は全身麻酔下に腹臥位で行った。まず小伏在静脈瘤に対して980nmダイオードレーザーを用い、出力10W、LEED 80J/cmにてSPJの20mm末梢から長さ12cmにわたり血管内レーザー治療を行った。

　次いでOPSを施行、皮膚病変がなく、術前超音波検査によるIPVのマーキングに直線的にアプローチしやすく、剥離用鉗子が届く範囲の下腿後内側のポイントを選択して皮膚切開を加えた。筋膜を直視下に切開し、筋膜下腔に1ポートシステムであるESDP 870（Richard Wolf、Vermon Hills、USA）

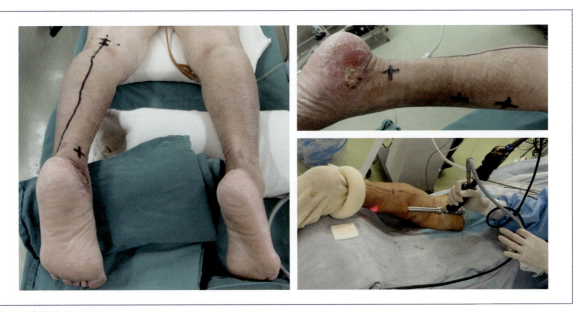

図1　腹臥位でのOPS
皮膚病変がなく、IPVに直線的にアプローチしやすく、剥離用鉗子が届く範囲の下腿後内側に皮膚切開を加え、筋膜下腔にESDP 870の直径15mm外套＋硬性内視鏡を留置した。

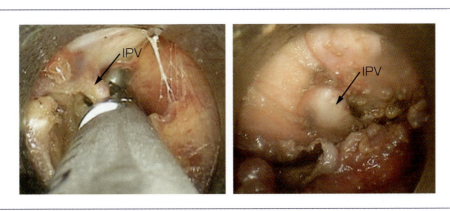

図2　術中所見
仰臥位と同様の視野が得られた。

の直径15mm 外套＋硬性内視鏡を留置して筋膜と筋肉の間の疎性結合織を鈍的に剥離してワーキングスペースを確保した(図1)。硬性内視鏡の中央から剥離用鉗子を留置し、術前に超音波検査で同定したIPV 3本の剥離操作を施行するが、仰臥位で行うと同様にIPVを同定でき、UCS(ハーモニックスカルペルⅡ、ジョンソン・エンド・ジョンソン社製)を用いて切離した(図2)。

手術時間は110分、出血は少量であり、術中合併症はなかった。

(4) 術後経過

術翌日から歩行を開始し、潰瘍周囲の疼痛は軽快した。潰瘍周囲の上皮化、良好な肉芽形成が進み、術後1ヵ月で潰瘍は完全に上皮化した。

5-5-2. おわりに

OPSとSSV血管内レーザー治療を腹臥位で同時に施行し、良好な結果を得た症例を報告した。術中の体位変換は気管内チューブ、動脈ラインあるいは輸液ルートの抜去の危険性を伴い、時間的な損失があり、できれば避けたい操作であるが、ESDP 870によるOPSは腹臥位でも仰臥位と同様の操作が可能であり、有用な方法と考えられた。

5-6

SEPS術後に潰瘍治癒しなかった4症例の検討

田淵　篤

5-6-1. はじめに

　下肢静脈瘤重症例、特に静脈うっ滞性潰瘍に対するSEPSの治療成績は良好であり、われわれの施設でもSEPS術後の潰瘍治癒率は90.2％であった。しかし症例を重ねるうちに潰瘍が治癒しなかった症例も経験するようになった。SEPS術後に潰瘍治癒しなかった症例を提示し、その臨床的特徴、原因を検討した。

5-6-2. 症例1・所見・経過

症例1	40歳、女性。
職業歴	美容師（長時間立位）、22年間継続している。
現病歴	10年前から左下肢静脈瘤あり、4年前に左下腿潰瘍を来し、近医で治療を受けるも次第に増悪し、当科を紹介され受診した。潰瘍部の疼痛、下腿腫脹、鈍痛を自覚していた。

(1) 診察所見

　身長160cm、体重70kg、BMI 27.3。左下腿全体におよぶ色素沈着、皮膚硬化、炎症所見あり、潰瘍は4個あり、最大6×5cmで、浸出液が著明であった（図1）。

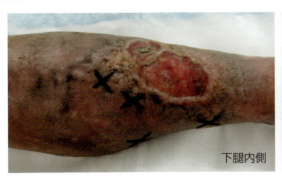 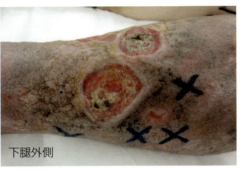
下腿内側　下腿外側

図1　症例1の診察所見

(2) 検査所見

超音波検査で左GSVの弁不全、逆流あり、左下腿にIPV 10本を認めた。APGではVenous volume（VV）137.3ml、Venous filling index（VFI）7.4ml/sec、Residual volume fraction（RVF）62.6%であった。

(3) 手術所見

左GSV選択的ストリッピングおよびSEPSを施行、IPV 13本を内側および外側から切離した。

(4) 術後経過

潰瘍は肉芽形成良好で、周囲の上皮化もあり最大3×2cmに縮小し、浸出液は軽快したが、術後2年経過するも治癒しなかった。術後1年目のAPGではVV 86.6ml、VFI 2.8ml/sec、RVF 46.5%で静脈機能の改善は見られた。再三の指導にもかかわらず患者は圧迫療法を行わず、術後も長時間の立ち仕事を継続している。

5-6-3. 症例2・所見・経過

症例2	73歳、男性。
既往歴	脳梗塞、左片麻痺（歩行障害あり）
現病歴	22年前に左下腿潰瘍を来し、他院形成外科で複数回植皮術などを施行されるも潰瘍は治癒せず、当科外来を紹介された。左足部の腫脹を自覚していた。

(1) 診察所見

左膝関節が屈曲、拘縮気味で、下腿筋の委縮あり、歩行困難であった。左

下腿内側下1/3に色素沈着、皮膚硬化所見あり、内果部に3×3cmの不整形の潰瘍あり(図2)。

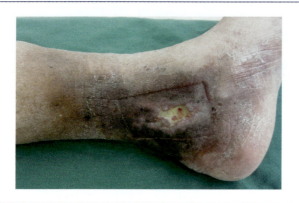

図2　症例2の診察所見

(2)検査所見
　超音波検査では左GSVの弁不全、逆流あり、左下腿にIPV5本を認め、リンパ還流障害もあった。APGは左下肢運動障害のため施行できなかった。

(3)手術所見
　左GSV選択的ストリッピングおよびSEPSを施行、IPV5本を切離した。

(4)術後経過
　術後18ヵ月が経過するも潰瘍は肉芽形成不良で周囲の上皮化もなく、不変であった。弾性ストッキング着用を指導するも、本人は独居で左片麻痺のため不可能と自己判断し、弾性包帯による不十分な圧迫療法しか施行できなかった。

5-6-4. 症例3・所見・経過

症例3　73歳、女性。
現病歴　3年前に交通事故により左下腿壊死性筋膜炎を来し、他院でデブリードマン、分層植皮術を施行された。2年前に左下腿植皮部に潰瘍を来し、治癒しないため当科を紹介された。潰瘍部の疼痛、左下腿腫脹を自覚していた。

(1) 診察所見

左下腿内側の植皮部位に潰瘍が2個あり、最大5×3cmであった(図3)。左下腿は萎縮があり、歩行障害を伴っていた。

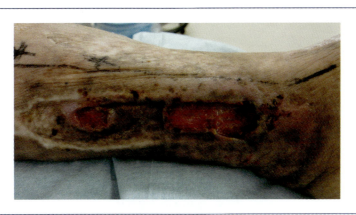

図3　症例3の診察所見

(2) 検査所見

超音波検査で左GSVの弁不全、逆流あり、左下腿にIPV 3本を認めた。APGではVV 80.6ml、VFI 4.6ml/sec、RVF 67.5%であった。

(3) 手術所見

左GSV選択的ストリッピングおよびSEPSを施行、IPV 3本を切離したが、植皮部位直下は癒着が著明であり、IPVは同定できなかった。

(4) 術後経過

潰瘍は3×2cmに縮小するも、術後1年で治癒しなかった。術後1年のAPGではVV 71.2ml、VFI 3.7ml/sec、RVF 67.1%でわずかに改善は見られた。再三の指導にもかかわらず、十分な圧迫療法ができなかった。

5-6-5. 症例4・所見・経過

症例4　73歳、女性。
現病歴　40年前に交通事故で右脛骨開放骨折を来し、骨髄炎を併発して治癒遷延し、3年間入院治療を受けた。右下腿が変形した状態で治癒し、歩行障害があった。7ヵ月前に右下腿前面を打撲後に潰瘍を来し、近医で治療を受けるも治癒せず、当科を紹介された。右下腿腫脹、潰瘍部の疼痛を自覚していた。

(1)診察所見

右下腿の変形、短縮、筋委縮あり、右下腿後内側に静脈瘤、下腿前面に2×2cmの潰瘍を認めた（図4）。

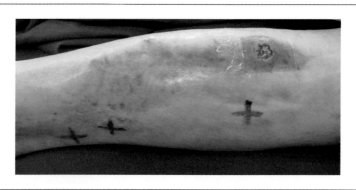

図4　症例4の診察所見

(2)検査所見

超音波検査で左SSVの弁不全、逆流あり、左下腿にIPV 3本を認めた。APGではVV 100ml、VFI 4.3ml/sec、RVF 60％であった。

(3)手術所見

腹臥位で左SSVストリッピングおよびSEPSを施行、IPV 3本を切離した。

(4)術後経過

潰瘍は1×1cmに縮小したが、術後9ヵ月で治癒しなかった。術後6ヵ月のAPGではVV 113.5ml、VFI 4.0ml/sec、RVF 46％であり、静脈機能の改善はわずかであった。

弾性ストッキング着用を指導するも、本人は下腿変形のため不可能と自己判断して施行せず、弾性包帯による圧迫療法も自己判断で中止した。

5-6-6. 考　察

われわれの施設でSEPSを施行した静脈うっ滞性潰瘍症例に関して、潰瘍治癒群（n＝37）と潰瘍非治癒群（n＝4）の比較検討を行い、潰瘍治癒しなかった要因を検討した（表）。潰瘍非治癒群は潰瘍治癒群と比較して平均潰瘍病悩期間が有意に長く、IPV本数が有意に多かったが、潰瘍の個数、最大潰瘍面積、術前の静脈機能などには有意差はなかった。潰瘍病悩期間が長い症例は静脈うっ滞の状況下に置かれた期間が長く、皮膚の組織自体の変性が進み、

表　SEPS術後の潰瘍治癒群と潰瘍非治癒群の比較検討

	潰瘍治癒群 (n＝37)	潰瘍非治癒群(n＝4)	p-value
平均年齢	64.3	61.8	0.68
男性/女性	16/21	1/3	
術前VCSS	18.7±4.6	18.8±5.4	0.98
潰瘍個数	1.2±0.4	2.5±1.3	0.14
最大潰瘍面積(cm^2)	12.3±11.2	14.5±11.2	0.71
平均潰瘍病悩期間(月)	7.9	85.8	0.01
IPV	2.9±1.5	5.0±3.6	0.03
VFI	6.4±2.9	5.4±1.7	0.58
VV	122±57.7	106±28.8	0.64

組織治癒にとっては不利であると考えられた。

　潰瘍治癒しなかった4症例の臨床的特徴をまとめると、4症例に共通したのは術後に十分な圧迫療法ができなかったことである。静脈疾患において圧迫療法は最も基本的、根幹的な治療法であり、特に下肢静脈瘤重症例の術後においては静脈還流改善、補助のために必須のものであると考えられた。また4例中3例では、脳梗塞や外傷後の下腿筋委縮、下腿筋ポンプ機能の低下があり、これによって静脈還流障害、静脈うっ滞が遷延して潰瘍治癒が阻害されたと考えられた。さらにこれらの症例に十分な圧迫療法が施行されない場合、静脈うっ滞はなおさら増悪し、きわめて不利な状況に陥ることが予想された。

　静脈うっ滞性潰瘍症例に対するSEPSの成績向上のためには、術後の厳密な圧迫療法を行うこと、リハビリなどによる下腿筋ポンプ機能の訓練を行って回復を図ること、静脈うっ滞性潰瘍症例を早期にSEPSの施行できる専門施設に紹介するように啓発することも重要であると考えられた。

5-6-7. おわりに

　SEPS術後に潰瘍治癒しなかった4症例の検討を行った。術後の圧迫療法が不十分で、潰瘍病悩期間が長く、下腿筋ポンプ運動低下がある症例は潰瘍治癒が遷延する可能性があると考えられた。

TPS-SEPSが奏功した静脈うっ滞性難治性下腿潰瘍の1例

新原　寛之

5-7-1. 症例・所見・経過

　静脈うっ滞性難治性下腿潰瘍は通常の外用剤による保存的加療に反応せず、手術、圧迫治療や硬化剤治療にてうっ滞を改善することが必要となる場合が多い。また、下肢に生じる難治性皮膚潰瘍の約7割は静脈うっ滞が原因であるとされる。

　今回、左足に生じた難治性潰瘍に対して、超音波エコーにて左下腿に静脈瘤を同定し、手術施行し、2期的に植皮術を行い治癒した症例を経験した。術前の左外果潰瘍底は浮腫状で壊死組織を含む不良肉芽様であったが、術後は良好な肉芽形成となり、全層植皮を行って生着した。静脈うっ滞が潰瘍の難治化の原因であり、植皮片の瘢痕部皮下のIPV処理に対して、TPS-SEPSが有効であった1例を経験したので報告する。

症　例	85歳、女性
初　診	2010年4月28日
主　訴	左足背、内果、外果の難治性潰瘍
現病歴	1965年に左足に熱湯による熱傷を受傷し、熱傷部が緑膿菌感染を併発して1966年1月より近医総合病院外科で3回に分けて下腿に遊離植皮術を施行された。1999年ごろより瘢痕治癒していたアキレス腱部に潰瘍形成が見られ、保存加療されるも改善なく、近医総合病院形成外科で遊離血管皮弁移植術を施行された。以後、擦過性に潰瘍再燃し、計3回植皮施行された。2007年ころから再び足背、左内果、外果にそれぞれ母指頭大、小指頭大、鶏卵大で潰瘍形成し、近医皮膚科にて難治性褥瘡として保存的治療を受けるも改善傾向に乏しく、2010年4月に

既往歴	当科紹介受診となる。 22歳に結核の既往 2001年に心筋梗塞にて心臓カテーテル、高血圧、腹部大動脈瘤。2004年に腹部大動脈瘤を指摘されている。1993年から変形性膝関節症にて杖歩行
職　歴	水産加工業(60年間立ち仕事×6時間以上/日)
出産歴	21歳、26歳、30歳

(1)初診時所見

　左下腿はほぼ全周性に瘢痕拘縮した植皮片に被覆されており、足背に貨幣大、母指頭大で、内果に母指頭大、外果に鶏卵大で潰瘍底に黄色壊死組織を付着した潰瘍形成をしていた。アキレス腱部は逆行性皮弁にて被覆されていた。また、下腿前面には蛇行した静脈が皮下に透見されていた。

　潰瘍が再燃するまでは靴を履いており、再燃後は創部ガーゼ保護もありスリッパの着用を行っていた。潰瘍形成部位は靴着用時の擦過が生じるところに見られた。

　患者は変形性膝関節症で、左足首は度重なる植皮、皮弁にて屈曲拘縮を生

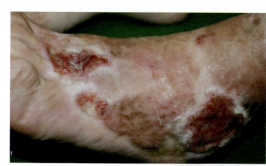
左足背

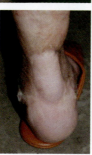
左アキレス腱部

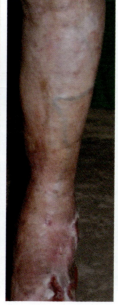
左下腿伸側

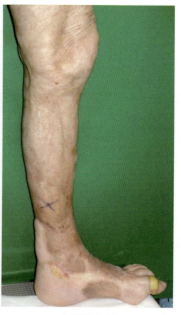
左下腿内側

創部培養
MRSA　　　　　　　3+
Serratia marcescens　3+
Prevotella intermedia　1+

図1　初診時臨床像
下腿はほぼ全周性に瘢痕治癒と植皮後皮膚の状態となっており、アキレス腱部に逆行性皮弁術が施行されていた。外果に壊死組織の混在した不良肉芽を伴った皮膚潰瘍が見られた。足背、および足首内側にも同様な潰瘍病変が見られた。

じており、歩行は左足を引きずる杖歩行であったことから、靴による擦過が潰瘍形成の誘引と考えられた（図1）。

(2)臨床検査成績

血算、血液像、凝固、生化学検査に異常はなかった（表）。

創部細菌培養では、MRSA：3＋、Serratia marcescens：3＋、Prevotella intermedia：1＋であった。

造影CTにて腹部大動脈瘤あり、頸動脈エコーでも石灰化プラークが散見された。

下肢静脈エコーにて足首内側の穿通枝静脈（perforating vein）が径4.1mmと拡張しており、加圧（ミルキング）による逆流所見も見られた。膝上内側、膝下外側にも同様に逆流を認めるIPVがあり、計3ヵ所にIPVからの逆流所見があった（図2、3）。深部静脈に血栓所見はなかった。また、膝下内側皮下には敷き石状所見があり、リンパうっ滞が認められた。以上から本症例を下肢静脈うっ滞、リンパうっ滞にて下腿潰瘍が遷延化した症例と診断した。

(3)入院後経過

入院後バイアスピリン®内服を中止し、1万単位/日でヘパリン化を行い、左大腿IPVに対してHL（high ligation；高位結紮）および膝下までのGSVのPS、左下腿外側IPVに対して目視下結紮切離術、左下腿内側IPVに対してTPS-SEPSを施行した。創部は肉芽組織を周囲の瘢痕組織を含めてデブリードマンし、人工真皮で被覆した。静脈瘤術後10日で植皮術施行した。創部

表　臨床検査結果

WBC	5.24×10³/μl	総蛋白	7.1g/dl	IgG	1,255mg/dl
RBC	3.72×10⁶/μl	アルブミン	3.6g/dl	IgA	326mg/dl
Hgb	10.8g/dl	T-Bil	0.3mg/dl	IgM	81mg/dl
PLT	238×10³/μl	AST	17 IU/l	RF	8 IU/ml
PT(sec)	12.4sec	ALT	9 IU/l	クリオグロブリン	(−)
PT(%)	96.6%	LDH	304 IU/l	C1q-CIC	1.5＞μg/ml
INR	0.95	CK	98 IU/l	C-ANCA	10＞EU
D dimer	3μg/ml	BUN	14mg/dl	P-ANCA	10＞EU
HBs抗原	(−)	Crea	0.5mg/dl	抗核抗体	40＞倍
HCV抗体	(−)	Na	144mEq/l	Homogene	
RPR(STS)	(−)	K	4.3mEq/l	抗CL-IgG	24 U/ml
TP抗体	(−)	Cl	106mEq/l		
		CRP	1.2mg/dl		

のデブリードマンと右鼠径部から全層採皮し、植皮した。静脈瘤術時と植皮術時の肉芽組織はいずれも病理組織検査に提出した。病理組織ではいずれも浮腫状の肉芽組織であったが、SEPS時に採取した検体では線維化を伴った炎症細胞浸潤の強い肉芽組織であったが、植皮時の肉芽組織では血管の豊富な肉芽の増生と再生上皮が散見された（図4）。細菌培養では、MRSAは消退し、Serratia marcescens：3＋のみ検出された。また、術前まで左下肢の浮腫は自覚していなかったが、術後左下肢のむくみの改善を自覚した。術後2週間で抜糸し、退院となったが、再診時に土踏まず植皮片の示指頭大潰瘍形成が見られていた。退院後の自宅での生活で下げ足、立位、歩行回数増加などで下腿浮腫を自覚しており、静脈うっ滞の改善は見られたが、リンパ

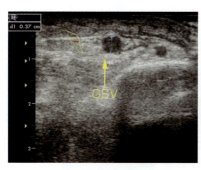 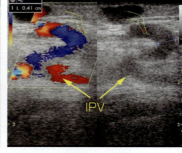

左膝下内側　　　　　　　　　左下腿内側 IPV

図2　超音波エコー像
左GSV周辺にリンパ管が拡張したリンパうっ滞所見が見られ、左下腿内側には計4.1mmと拡張し、逆流所見の見られるIPV所見を認めた。逆流所見を認めるIPVは左膝上、下腿、内側および、外側の計3ヵ所に認めた。

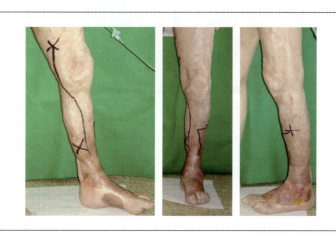

図3　IPV、静脈走行
術前にIPVおよびIPVからの逆流血の流れをマーキングした写真。
手術は、大腿内側のIPVに対してGSVの鼠径部から膝下までの抜去術を、下腿外側のIPVに対して目視下IPV結紮切離術を、下腿内側のIPVに対しては、熱傷受傷後瘢痕による皮膚硬化が見られたため、IPV処理のために、膝下正常皮膚からアプローチが可能なSEPSを行った。

うっ滞も伴っており、弾性包帯による圧迫と創処置にて2週間で潰瘍は治癒した。以後、圧迫の指示にて潰瘍は再発していない(図5)。また、退院後2ヵ月間のフォローでは圧迫は歩行時のみとし、1時間につき10分ほどの時々の下肢挙上でむくみの自覚などはない。

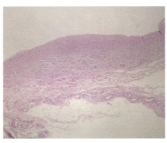

図4　静脈瘤手術時および植皮時の肉芽病理組織所見
静脈瘤術および、植皮術の際に左外果潰瘍底をデブリし、病理組織検査に提出した組織所見。
術前は炎症細胞浸潤の強い線維化を伴った組織であったが、術後は血管豊富で、浮腫状だが再生上皮が散見された。

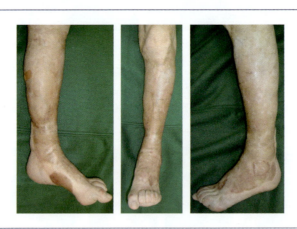

図5　退院後臨床像
退院後は残存するリンパ浮腫にて下げ足時の浮腫が生じるが、下げ足時のゲット帯圧迫にて浮腫予防を行い潰瘍の再燃は見られない。

5-7-2. 考察

本症例では度重なる植皮術にて下腿がほぼ全周性に植皮片で覆われており、時間経過とともに植皮片が委縮することで、静脈うっ滞による浮腫が目

立たなかった。うっ滞した静脈からにじみ出た血液成分が皮下に貯留し、左外果の潰瘍部を逃げ道として、過剰な浸出液として頻回のガーゼ交換を必要とし、浮腫状の不良肉芽形成から創部細菌培養にてMRSAが検出されていた。しかし、静脈瘤の術後は潰瘍面からの細菌培養ではMRSAの検出は見られてなく、静脈うっ滞の改善にて創部の菌交代現象が生じたと考えられる。

静脈うっ滞の下肢静脈瘤による静脈うっ滞で生じる難治性下腿潰瘍の成因についてはいくつか報告されている。下肢静脈瘤による静脈うっ滞では、静脈血の逆流にて静脈高血圧を生じ、下肢末梢の毛細血管壁が膨化し毛細血管壁細孔が拡大しフィブリノゲンなどの巨大分子が真皮、皮下組織に漏出する。下肢静脈瘤にて生じる症状には、皮膚症状を中心に多数見られ、重症の場合難治性下腿潰瘍の症状を呈する。

その成因には諸説あり、毛細血管周囲に、漏出したフィブリノゲンがフィブリンカフを形成して、血管壁のバリアとして栄養、酸素の迅速な交換を妨げ、虚血に至らせるとするフィブリンカフ説や、組織修正に必要な成長因子を、血管外漏出したフィブリノゲンやマクログロブリンなどが捕捉する成長因子説などがあり、成長因子説では成長因子がトラップされることで治癒に必要な細胞活性が落ちる[1]。

さらに静脈高血圧にて動脈—静脈圧勾配が低下し毛細血管圧、毛細還流の減少を生じRBC凝集、WBCの塞栓が生じ、虚血となる[2]。また、WBCからはサイトカインやフリーラジカルが放出され血管損傷、血管透過性亢進へとつながり、フィブリノゲンなどの巨大分子漏出となる[3-5]。WBCは線溶活性をあげるTNF-αを放出してフィブリンの沈着を生じる[6]。

また、静脈潰瘍部には成長因子、TGF-βを含め多数見つかっており[3,7]、潰瘍部からの浸出液には線維芽細胞、上皮細胞、血管内皮細胞の分化を抑制する[8]作用も報告されている。そして、不良肉芽の形成に線維芽細胞の老化も関係しており、静脈うっ滞性潰瘍の治癒遷延の原因とされている[1,9]。静脈うっ滞性潰瘍に線維芽細胞の老化が関係し、老化線維芽細胞の数が治癒の時間に関係するとされ、この老化線維芽細胞が15％を超えると難治化する[1,10]。また、線維芽細胞の老化は創部の環境にて誘導され、活性酸素、炎症性サイトカインなどのストレスで老化前駆状態が誘導され[11,12]、難治性静脈潰瘍の浸出液で培養すると正常の線維芽細胞も老化が誘導される[13]。

左下腿熱傷部位の植皮片の瘢痕化や、左膝変形性膝関節症による杖歩行で、靴擦れを生じやすく、擦過性のびらんから左下肢静脈うっ滞による創傷治癒遷延化が生じて難治性下腿潰瘍となったと思われた。

術後静脈うっ滞は改善して、術前より足が軽く、また細くなったと感じるようになった。しかし、長期間の下肢うっ滞、植皮片の瘢痕拘縮にて左足首の動作制限が生じることにより、廃用性にリンパうっ滞も生じるようになった。そのため、術後下げ足をすると拘縮していない3年前の植皮片が浮腫状に膨張した状態になっており、間質液の過剰供給状態となる静脈うっ滞は消失し、下腿浮腫の改善をみたが、リンパ機能不全は継続しているのでリンパうっ滞による下腿浮腫は継続している。術後の最初の再診時には左足底土踏まず部位の植皮片の半分にわたって擦過性による潰瘍形成があった。リンパうっ滞にて潰瘍の治癒は遷延化していたが、弾性包帯による圧迫と創傷被覆剤貼付にて2週間で創部は改善し、上皮化した。

　リンパうっ滞の原因として、下肢静脈瘤による間質への組織液の多量の貯留の他に、変形性膝関節症による下腿筋肉の不十分かつ不自然な動きが筋肉によるリンパ管のポンプ機能を障害し、リンパ液の貯留を招き、長期間継続することもリンパ管機能不全に陥ったものと思われた。今後もリンパうっ滞防止のため、圧迫指導が必要である。

　下肢静脈うっ滞とリンパうっ滞にて難治化した潰瘍症例を経験した。本症例では下腿が度重なる植皮術にてほぼ全周性に植皮されており、瘢痕治癒部位が散見され、静脈うっ滞の原因となったIPVの処理を内視鏡で施行する必要があった。健常部皮膚からアプローチして筋膜下で処理することにより、術創が遷延することなく治癒した。静脈瘤の手術と圧迫指導にてうっ滞が解除されることにより良好な肉芽形成をみて、植皮術にて潰瘍が治癒した。下肢における難治性の潰瘍には静脈またはリンパうっ滞の関与がないか検討することが必要と考えられた。

参考文献
1) Harding KJ, Moore K, Phillips TJ. Wound chronicity and fibrobklast sebescence-implications for treatment. Int Wounds 1992; 4: 33-4
2) Scott H, Coleridge-Smith P, Scurr J. Histologic study of white blood cells and their association with lipodermatosclerosis and venous ulceration. Br J Surg 1991; 78: 210-1
3) Coleridge-Smith P, Thomas P, Scurr J, Dormandy J. Causes of venous ulceration: a new hypothesis? Br J Med 1988; 26: 1726-7
4) Thomas P, Nash G, Dormandy J. White cellaccumulation in dependent legs of patients with venous hypertension: s possible mechanism for trophic changes in the skin. Br J Med 1988; 296: 1726-7
5) Higley H, Ksander G, Gerhart C, et al. Immunocytochemical analysis of growth factor and growth factor response cells in chronic venous stasis ulcers. Wounds 1992; 4: 33-4
6) Claudy AL, Mirshahi M, Soria C, et al. Detection of undergraded fibrin and tumor necrosis factor alpha in venous ulcers. J Am Acad Dermatol 1991; 25: 623-7
7) Higley HR, ksander GA, Gerhardt CO, Falanga V. Extravasation of macromolecules and possible trapping of transforming growth factor β in venous ulceration. Br J Dermatol 1995; 132: 79-85

8) Trengrove NJ, Stacey MC, MacAuleys MC, et al. Analysis of acute and chronic wound environments: the role of proteases and their inhibitors. Wouind Repair Regen 1999; 7: 442-52
9) Gohel MS, Taylor M, Earnshaw JJ, Heather BP, Poskitt KR, Whyman R. Risk factors for delayed healing and reccurence of chronic venous leg ulcers: an analysis of 1324 legs. Eur J Vasc Endovase Surg 2005; 29: 74-7
10) Stanley A, Osler T, Senescence and the healing rates of venous ulcers. J Vasc Surg 2001; 33: 1206-11
11) Chen JH, Stoeber K, Kingsbury S, Ozanne SE, Williams GH, Hales CN. Loss of proliferate capacity and induction of senescence in oxidatively stressed human fibloblasts. J Biol Chem 2004; 47: 49439-46
12) Dumont P, Balbeur L, Remacle J, Toussaint O. Appearance of biomarkers of aging after successive stimulation of WI-38 fibloblast with IL-1 alpha and TNF alpha senescence associated beta glycosidase activity and morph type transition. J Anat 2000; 197: 529-37
13) Menedez MV, Raffetto JD, Phillips T, Menzoian JO, Park HY. The proliferate capacity of neonatal skin fibloblast is reduced after exposure to venous ulcer wound fluid: apotential mechanism for senescence in venous ulcers. J Vasc Surg 1999; 30: 734-43

5-8

SEPSの適応とならなかった下腿皮膚潰瘍症例

新原　寛之

5-8-1. クリオフィブリノーゲン血症の1例

症　例	74歳　男性
初　診	2009年6月
主　訴	難治性両下腿潰瘍（右＜左）
家族歴	特記すべきことなし
既往歴	高血圧症　甲状腺機能低下症ASOに対するステント術
現病歴	初診の5年前に左下腿外側に疼痛を伴う結節性病変が出現した。その後両下腿に出現し痂皮となった後に潰瘍を形成した（図1）。2年前に前医にて両側大腿部にステント留置術を施行され、うっ滞性下腿潰瘍の臨床診断にて保存的加療されるも症状軽快なく難治であるため紹介された。

(1) 諸検査結果

・腎機能低下以外は各種自己抗体はすべて陰性
・腎動脈ドップラーにて有意な狭窄所見なし
・頸動脈エコーではECST法にて狭窄率85%であった
・超音波ドップラー検査（duplex scan）では表在静脈（Superficial vein）の拡張、逆流なく、造影CTにて左大腿動脈に75%狭窄を認めた（図2）。
・皮膚生検では炎症細胞が血管周囲性に浸潤し、浸潤している細胞は強拡大にて核塵を伴う好中球とリンパ球で、白血球破砕性血管炎の所見であったが、フィブリンの析出は目立たず、EVG染色にて血管構造は比較的保たれており、血管炎の典型像とは違う所見であった。蛍光抗体法にて血管壁にフィブリン沈着を認め、血清と血漿を低温室で保存して血漿検体に混濁

を認め、さらに1週間後には沈殿を認めた(図3)。
・病理検体にて血管炎、蛍光抗体法でフィブリン沈着の所見を認めた(図4)。

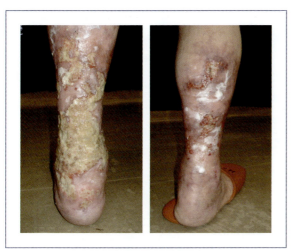

図1　下肢潰瘍部臨床所見

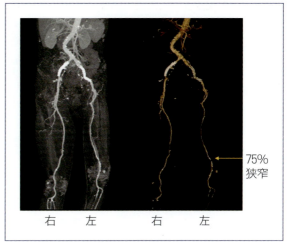

図2　下肢造影CT

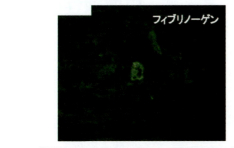

蛍光抗体法にて真皮浅層に血管壁にフィブリノーゲンの沈着を認めた。IgG、IgM、IgA、C3、C1qの沈着は陰性であった。

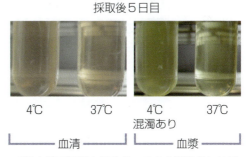

4℃血漿で混濁を認める。この1週間後に沈殿物を認めた。

図3　蛍光抗体法

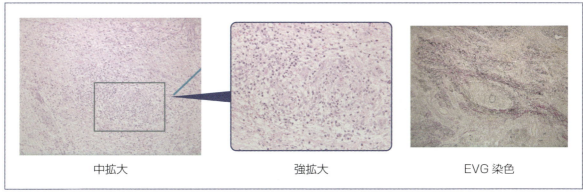

図4　潰瘍部病理組織所見

(2)臨床経過

これら検査結果からクリオフィブリノーゲン血症の確定診断となり、ワーファリン®とプレドニン®20mg投与で潰瘍は縮小傾向となった(図5)。

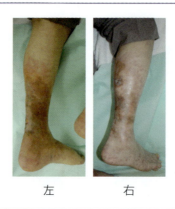

左　　　右

図5　退院後約6ヵ月後臨床所見

5-8-2. PADとリンパうっ滞、白血球性破砕性血管炎による難治性下腿潰瘍

症　例	74歳　女性
主　訴	疼痛伴う右下腿難治性潰瘍
現病歴	初診1年前7月に誤ってたんすの引き出しに右下腿を殴打し、出血認めたため近医外来を受診し縫合処置を受ける。縫合部に改善なく、潰瘍が出現したので同年12月に近医受診し、翌年2月植皮手術が施行された。経過良好であったが7月に植皮部に内出血あり、徐々に潰瘍形成した(図6)。静脈性疾患や膠原病を疑い、超音波ドップラー検査および血液検査で精査したが、有意な所見はなかった。
既往歴	気管支喘息(初診2010年よりステロイド内服継続)、痔(45歳、手術)、子宮筋腫(29歳、手術)、糖尿病(初診10年前より加療開始)

(1)諸検査結果

・血液検査では2型糖尿病があるためHbA1c(JDS)が7.2%と高値である以外は、特に有意な所見はなかった。
・ABIでは1.11、SPPは78mmHgと低下傾向はなかった。

- 潰瘍部皮膚生検にてリンパ管の拡張したうっ滞所見あり（図7）。
- 単純MRAにて下腿3分枝（Trifurcation）の中で潰瘍部周辺の栄養動脈である前脛骨動脈の狭窄を認めた（図8）。

（2）入院後経過

　単純MRAの結果を踏まえて、引き続いて施行のDSA（digital subtraction angiography；下肢血管造影）でも前脛骨動脈の数珠状の狭窄が分かり、PTA（percutaneous transluminal angioplasty；経皮的血管形成術）施行した。良好な血流が再開するとともに疼痛も自然に改善していった。PTA後10日でtie-over法による分層植皮術を施行後、プレドニン®10mg投与するも、移植片が生着せず脱落した（図9）。今度は、陰圧閉鎖療法を併用した分層植

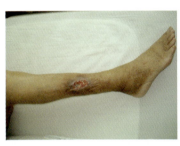
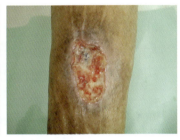

図6　入院時潰瘍部臨床所見

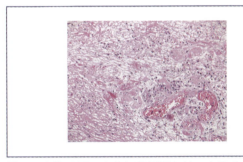

図7　血管周囲に炎症細部浸潤あり、血管内にフィブリン塞栓を認める

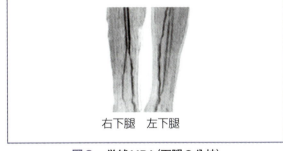

右下腿　　左下腿

図8　単純MRA（下腿3分枝）

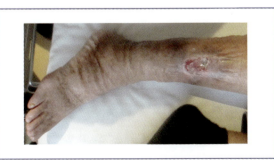

図9　植皮後2週間

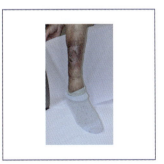

図10　再手術後植皮片生着

皮術を施行し、プレドニン®10mg投与で生着をみたので、プレドニン®を漸減し終了した(図10)。

5-8-3. 壊疽性膿皮症の1例

症　例	43歳　女性
主　訴	疼痛を伴う右下腿難治性潰瘍
現病歴	初診1ヵ月前頃より両下腿の皮疹部に毛嚢炎様丘疹となり、排膿後潰瘍形成が認められた(図11)。
既往歴	悪性高血圧から腎硬化症生じて28歳で透析導入

(1)諸検査結果

・採血にて特異抗体検出なし(表)
・潰瘍部生検にて壊疽性膿皮症の確定診断となる

表　臨床検査結果

WBC	9,080/μl	TP	6.2g/dl	HBs抗原	(−)
Seg	84.0%	Alb	4.1g/dl	HCV抗体	(−)
Neutro	84.0%	AST	16U/l	CCP抗体	<0.6
好中球	7.63/μl	ALT	14U/l	C-ANCA	<1.0
Baso	0%	LDH	431U/l	P-ANCA	<1.0
Mono	5.0%	CK	55U/l	抗CL-GPI	<0.7
Lymph	9.5%	BUN	41.2mg/dl	ループスAC	0.93
RBC	283万/μl	Crea	6.45mg/dl	抗CL-IgG	≦8
Hgb	9.4/μl	Na	138mmol/l		
		K	4.7mmol/l		
		Cl	101mmol/l		
		CRP	0.06mg/dl		
		HbA1c	2.6%		
		PCT	0.33ng/ml		
		IgG	789mg/dl		
		IgA	119mg/dl		
		IgM	41mg/dl		
		IgE	66mg/dl		
		C3	66mg/dl		
		C4	24.6mg/dl		

(2) 経過

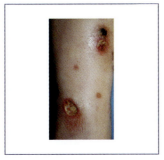

図11　入院時左下腿内側潰瘍

近医皮膚科での潰瘍部生検の結果にて壊疽性膿皮症の診断となり、入院加療を勧められたが、本人の希望で外来にてプレドニン®20mg（隔日）＋レクチゾール®25mg（分2）で加療開始されていた。潰瘍の改善傾向乏しく、当科に入院され、ソルメドロール®500mg/日でステロイドのミニパルスを施行して入院時の約半分程度まで改善し、プレドニン®15mg/日で外来フォローとなる。年明けの1月に潰瘍部疼痛増悪、潰瘍拡大傾向もあり、緊急入院となる。入院後消化管穿孔から生じた腹膜炎に対して絶飲食、抗生剤による加療にて全身状態改善し、プレドニン®を40mgに増量しミニパルスを再施行した。潰瘍は徐々に改善傾向となるが、上肢シャント部閉塞から手指壊疽となり（図12）、入院3ヵ月後に再度消化管穿孔が生じたため、緊急開腹術施行された（図13）。消化管穿孔部位を病理検索するも壊疽性膿皮症に合併することがある潰瘍性大腸炎やクローン病の所見はなく、非特異的な炎症のみであった。以後状態は安定するも、1ヵ月後に再度消化管穿孔を来して、汎発性腹膜炎、DICにて集中治療のかいなく死亡退院となった。

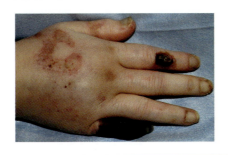

図12　手指壊疽

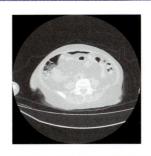

図13　腹部CT所見。腹腔内airあり、消化管穿孔、腹膜炎所見を呈している

6

付　録

6-1

SEPSの治療成績

新原　寛之、河野　邦江、篠崎　幸司、草川　均

6-1-1. 手術治療の必要性

　下肢静脈瘤の臨床症状は様々であり、臨床分類ではCEAP分類（Clinical manifestation、Etiology、Anatomic distribution、Pathophysiology）で分類表記する方法が用いられる。その中で、C6症例では、静脈うっ滞およびその関連症状が見られるが、その治癒アウトカムはすなわち潰瘍治癒であり、非常に明確である。このため、以前よりC6症例の治療法について検討が重ねられ、従来の治療法には、保存的治療法である圧迫療法と根治的治療法である手術療法があり、両者の治療成績はほぼ同等とされている[1]。しかし、圧迫療法には、高率に再発を来すという問題点があるので、より根本治療に近い手術療法が重要となる[2]。StuartらはIPVの検出頻度がCEAP分類のC2-3で52％、C4で83％、C5-6で90％と報告しており、静脈性潰瘍とIPVとの強い関連を指摘している。このため、潰瘍の治療にはIPV処理、すなわち外科的治療が重要である。

6-1-2. 従来の外科的治療法の種類とSEPSの有用性

　外科治療では、潰瘍の病態形成に重要なIPVの処理としてLinton手術とSEPSがある。両者を比較すると、潰瘍治癒成績に差は見られないものの、Linton手術では術創部治癒遷延化が有意に生じるという点で、SEPSが有用と判断される[3]。

6-1-3. 近年行われるようになった外科的治療法とSEPS

　次項でも詳細に触れられるが、近年、外来でIPVの治療が可能な、ラジオ波（高周波）やレーザーを用いたPAPs[4)-7)]やUGFS（Ultrasonographically guided foam sclerotherapy；超音波ガイド下フォーム硬化療法）が行われている[8)]。これらの治療法は、本邦より入院費の患者自己負担が高い傾向にある欧米において、SEPSに代わる治療の選択肢として普及しつつある。両者は、外来にて比較的低侵襲に施行可能な術式であるという利点がある。その一方で、①UGFSのDVTや伴走動脈への硬化剤注入による壊死[9)]、②約3割で再治療が必要[8),10)]、③PAPsに精通している施設でのIPV閉塞率は71〜82%であり、流量の多いIPVの閉塞は不確実になりやすい[5),10)]、などの欠点が挙げられる。

　UGFSやPAPsは、海外における施行歴も浅く、本邦でも数年前から散発的に施行されるようになったばかりである。よって治療成績の検討は十分でなく、今後はSEPSを含めた手術成績の比較が必要である。

6-1-4. SEPSの治療成績について

　SEPSの治療成績に関するレポートは散見されるが、大規模なRCT（Randomized Controlled Trial；ランダム化比較試験）を報告した学術論文は少なく、文献的情報に限りがあるのが現状である。2004年にTenbrookらが、1つのRCTと19の症例報告（10例以上の潰瘍症例を含む報告）から計1,140肢の治療成績を取りまとめ、静脈うっ滞性難治性下腿潰瘍に対するSEPSの治療成績についてメタ解析を行っている[11)]。解析対象は、SEPSに加えて必要に応じて表在静脈（Superficial vein）の処理を行った症例も含んでいる。彼らの報告によると、平均21ヵ月の観察期間に88%の症例で潰瘍治癒が達成され、潰瘍再発が13%であった。未治癒または再発のリスク要因は、①術後のIPV再燃、②二次的な静脈うっ滞性潰瘍、そして、③潰瘍径が2cm以上であった。術後の合併症は、潰瘍部感染が6%、血腫形成が9%、神経障害が7%、DVTが1%であった。SEPS施行症例で潰瘍未治癒であった症例の要因については、2003年にBianchiらが潰瘍症例58肢のうち未治癒の5肢で検討している[12)]。彼らの単変量解析によると、未治癒にはGSVの逆流および深部静脈の閉塞性病変が関与していた。また、2003年にHoffmanらが創

傷治癒遷延化に関連する因子について、単変量解析および多変量解析を行っている[13]。彼らの報告によると、単変量解析では下肢の外傷歴、直径2cm以上の潰瘍、DVTおよび2次性静脈瘤が再発に関与し、多変量解析では骨折などの下肢の外傷歴が関与していた。

　本邦では、内視鏡下静脈疾患治療研究会が、14の関連施設で施行したSEPS症例について、年齢、性別などの基本的情報と、CEAP分類、治療の有無などの手術成績に関する情報を合計1,282肢（1,068症例）集積した。C6症例はこのうち349肢（305症例）であり、全体の27.2%を占めた。C6症例の349肢のうち、SEPS後の潰瘍に対して補助療法なしあるいは外用剤を併用した症例が316肢、補助療法としてV.A.C.®療法、皮膚移植等を併用した症例が33肢であった。術後の臨床経過が確認できたC6症例の341肢では、治癒率が95.0%（324/341肢）であった。また、SEPS後に潰瘍が治癒した症例のうち、臨床経過が確認できた317肢中で潰瘍が再発したものが11.0%（35/317肢）であり、潰瘍治癒後の再発していない期間の平均値は36.8ヵ月であった。欧米の潰瘍再発率のデータでは、母数にC5症例を入れていること、また平均フォローアップ期間は、潰瘍が治癒していない症例を含めてのSEPSを行ってからの経過期間を単に平均していることを勘案すると、日本の成績が欧米のものよりかなりすぐれていることに疑いはない。SEPSに伴う有害事象は、しびれ（2.1%）、疼痛（1.5%）、創傷治癒遷延化（1.2%）、感染（0.6%）、血腫、貯留液など（0.3%）であり、一方で94.1%（321/341肢）では有害事象は認められなかった。

　C6症例の治癒期間を推定するため、欠損値のない341肢について、潰瘍治癒をアウトカムとしてKaplan-Meier解析を行ったところ、治癒までの期間の中央値は2.0ヵ月であった（図）。また、潰瘍治癒に寄与する要因を、COX回帰分析を用いて男女別に解析した（表）。解析対象者は323肢（男性：167肢　平均年齢56±14歳／女性156肢　平均年齢67±11歳、男女間で年齢に有意差あり）である。解析の結果、男性ではCVIがあると有意に治癒しにくいことが示された。女性では体重が重いと有意に潰瘍治癒しにくいことが示され、また、有意ではなかったが、女性においてCVIがあるケース、BMIが高いケースで潰瘍治癒しにくい傾向が見られた。年齢は男女ともそれぞれ潰瘍治癒に関与していなかった。内視鏡下静脈疾患治療研究会では今後症例を蓄積し、データを充実させ、更なる解析を行っていく予定である。

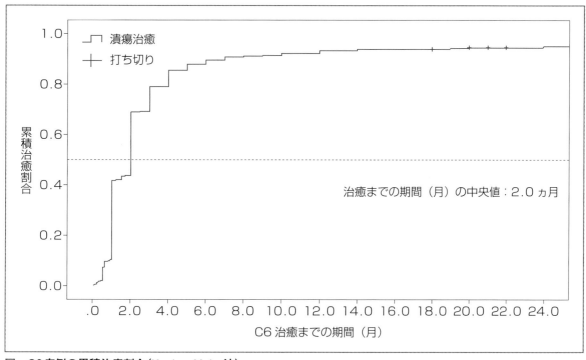

図　C6症例の累積治癒割合（Kaplan-Meier法）
解析対象者：C6症例341肢（欠損値を除く）。破線は半数が治癒する期間を示す。

表　潰瘍治癒に影響する因子の解析（Cox回帰分析、男女別、対象：欠損値のない323肢）

| | Model 1 | | | | Model 2 | | | |
| | 男性 | | 女性 | | 男性 | | 女性 | |
	aHR	P	aHR	P	aHR	P	aHR	P
年齢（歳）	1.00 (0.99-1.01)	0.543	0.99 (0.98-1.01)	0.289	1.00 (0.99-1.01)	0.615	0.99 (0.98-1.00)	0.173
CVI (Ref：あり)	1.55 (1.07-2.25)	0.020	1.55 (0.97-2.47)	0.068	1.53 (1.05-2.22)	0.025	1.54 (0.97-2.46)	0.070
BMI(kg/cm²)	0.99 (0.95-1.03)	0.554	0.97 (0.95-1.00)	0.084	—	—	—	—
体重(kg)	—	—	—	—	1.00 (0.99-1.01)	0.949	0.99 (0.98-1.00)	0.046

Model 1：要因解析にBMIを使用。Model 2：要因解析に体重データを使用。
aHR：adjusted hazard ratio（調整ハザード比）、95% CI：95% Confidential interval（95%信頼区間）、P：P-value（P値）、Ref：Reference（参照カテゴリ）、BMI：Body mass index
解釈：P＜0.1は有意傾向とする、P＜0.05は有意差ありとする。

参考文献

1) Rutherford RB, Padberg FT Jr, Comerota AJ, et al. Venous severity scoring: An adjunct to venous outcome assessment. J Vasc Surg. 2000; 31: 1307-12
2) McDaniel HB, Marston WA, Farber MA, et al. Recurrence of chronic venous ulcers on the basis of clinical, etiologic, anatomic, and pathophysiologic criteria and air plethysmography. J Vasc Surg. 2002; 35: 723-8

3) Pierik EG, van Urk H, Hop WC, Wittens CH. Endoscopic versus open subfascial division of incompetent perforating veins in the treatment of venous leg ulceration: a randomized trial. J Vasc Surg. 1997; 26: 1049-54
4) Rueda CA, Bittenbinder EN, Buckley CJ, et al: The management of chronic venous insufficiency with ulceration: the role of minimally invasive perforator interruption. Ann Vasc Surg 2013; 27: 89-95
5) Marsh P, Price BA, Holdstock JM, et al: One-year outcomes of radiofrequency ablation of incompetent perforator veins using the radiofrequency stylet device. Phlebology 2010; 25: 79-84
6) Elias S, Peden E: Ultrasound-guided percutaneous ablation for the treatment of perforating vein incompetence. Vascular 2007; 15: 281-289
7) Proebstle TM, Herdemann S: Early results and feasibility of incompetent perforator vein ablation by endovenous laser treatment. Dermatol Surg 2007; 33: 162-168
8) Masuda EM, Kessler DM, Lurie F, et al: The effect of ultrasound-guided sclerotherapy of incompetent perforator veins on venous clinical severity and disability scores. J Vasc Surg 2006; 43: 551-556
9) Hafner F, Froehlich H, Gary T, et al. Intra-arterial injection, a rare but serious complication of sclerotherapy. Phlebology 2013; 28: 64-73
10) Lawrence PF, Alktaifi A, Rigberg D, et al: Endovenous ablation of incompetent perforating veins is effective treatment for recalcitrant venous ulcers. J Vasc Surg 2011; 54: 737-742
11) Tenbrook JA Jr, Iafrati MD, O'donnell TF Jr, Wolf MP, Hoffman SN, Pauker SG, Lau J, Wong JB. MP, Systematic review of outcomes after surgical management of venous disease incorporating subfascial endoscopic perforator surgery. J Vasc Surg 2004; 39: 583-9
12) Bianchi C, Ballard JL, Abou-Zamzam AM, Teruya TH. Subfascial endoscopic perforator vein surgery combined with saphenous vein ablation: results and critical analysis. J Vasc Surg 2003; 38: 67-71
13) Hoffman SN, Pauker SG, Lau J, Wong JB. Bianchi C1, Ballard JL, Abou-Zamzam AM, Teruya TH. Subfascial endoscopic perforator vein surgery combined with saphenous vein ablation: results and critical analysis. J Vasc Surg 2003; 38: 67-71

6-2

PAPs、UGSも含めたIPVへの治療の展望

星野　祐二

6-2-1. はじめに

　最近ではEVAや硬化療法等に代表されるように下肢静脈瘤の治療自体が、入院を必要とせず外来治療で完結できるような傾向になってきている。IPVへの加療にしても同様の傾向にあり、主に海外では外来治療が可能な血管内焼灼デバイスを使用するPAPs[1)-2)]や硬化剤を使用するUGS（Ultrasound-guided Sclerotherapy；超音波ガイド下硬化療法）によるアプローチ[3)]が行われ始めている。その背景にあるのは、海外では入院加療となると莫大な医療費がかかってしまうという医療経済面での問題が関連している。

　幸い本邦においては、たとえ入院治療で行ったとしても経済的負担はさほど大きくなることもないため、IPVの治療を考慮する上で、どの手技が最も適しているかは、その病態と各手技の利点と欠点を照らし合わせて考えれば良いと思われる。本稿ではSEPS、PAPs、UGSそれぞれの手技の利点、欠点を説明するとともに今後のIPV治療の展望についても考える。

6-2-2. SEPSの利点と欠点（図1）

　その利点として第一に、皮膚炎、脂肪硬化、潰瘍部から離れた部位よりアプローチでき、IPVを直視下に確認できて処理できるという確実性が挙げられる。おそらくその確実性から手技に関連する合併症がほとんどないという事実につながっているものと思われる。同時に複数のIPVや伴走動脈も処理可能であり、かつ筋膜切開を行う事でコンパートメントを超えたアプローチ

```
利点：
   ・皮膚炎、脂肪硬化、潰瘍部より離れた部位よりアプローチ可能
   ・IPVを直視下に確認できて処理できる
   ・合併症が少ない
   ・複数のIPVや伴走動脈も同時に処理可能
   ・筋膜切開も同時に行う事ができる
   ・使用するデバイスは通常の鏡視下手術とほぼ同様で再利用可能
欠点：
   ・全身麻酔、腰椎/硬膜外麻酔が必要となり、入院での加療となる
   ・内果付近、外側コンパートメントは難しい
```

図1　SEPSの利点と欠点

も可能である点も、アドバンテージとなる。また使用するデバイスは通常の内鏡視下手術とほぼ同様で再滅菌再利用可能であり、2014年4月より保険収載された事と併せ医療経済の面での利点も多い。

　欠点としては、全身麻酔もしくは腰椎、硬膜外麻酔が必要であり、基本的には入院での加療が必要となることが挙げられる。また解剖学的に内果付近に存在するIPVや、外側、前方コンパートメント部にあるIPVの処理も難しい。また脛骨と密着しているようなParatibial IPVも場合も処理が難しい。内視鏡下にワーキングスペースを作り処理を行っていく関係上、IPVの存在する部位の解剖学的な制約があり、これがSEPSの限界とも考えられる。

6-2-3. PAPsの利点と欠点（図2）

　利点としては、外来治療で施行可能であり、解剖学的な制約もSEPSと比べ少なく、内果付近や外側、前方コンパートメント部、脛骨に密着しているようなIPVにも可能と思われる点が挙げられる。

　欠点としては、まず専用の血管内焼灼デバイスが必要となる点が挙げられる。径が太くHigh flow typeのIPVには不確実である点。そのアプローチ部位が不確定で時に潰瘍部LDS部を穿刺せざるを得ない場合もある。また脂肪硬化で堅くなった組織に局所麻酔液薬を注入するのははなはだ困難であり、また一度注入してしまうと目的とするIPVだけでなくその周囲組織も見えにくくなってしまうため、IPVが複数本ある場合は一度での処理は困難な場合がある[4]。

　また、どの部位でAblationするのかの見極めも難しく、皮膚に近くなると皮膚損傷、逆に深くなると神経損傷や深部静脈損傷のリスクも考慮せねば

```
利点：
    ・外来治療で施行可能
    ・内果付近、外側コンパートメント部の穿通枝静脈（perforating vein）にも可能
欠点：
    ・専用のデバイスが必要
    ・径が太く High flow type の IPV には不確実
    ・アプローチ部位が不確定
    ・脂肪硬化がある部位に局所麻酔液を注入するのが困難
    ・局所麻酔液を一度注入してしまうと穿通枝静脈を含め周囲が見えにくくなる
    ・どの部位で Ablation するのかが不確実
```

図2　PAPsの利点と欠点

ならない。手技に関連する合併症として皮膚熱傷やParathesias、DVT、Drop footの報告もある[4]。手技的には通常の伏在静脈に対するEVAより難しく、ラーニングカーブが必要であり、Lawrenceらはその初回成功率は5～6割であろうと報告している[2]。

6-2-4. UGSの利点と欠点（図3）

利点としては、PAPs同様、外来治療で施行可能であり何度でも行える点である。解剖学的な制約もPAPs同様、比較的少ない。

欠点として、最も懸念されるのは深部静脈（Posterior tibial vein）に流入させDVTのリスクがある点と考えられ、また伴走動脈に注入してしまい下肢切断になった報告例もある[5]。上記のリスクをさけるためにLiquid sclerosantを使用したり、なるべく表在より注入する等といった工夫も報告されている[6]が、基本的に、硬化剤を注入して明確にどこからどこまでChemical ablationできるかは明確ではない。またPAPs同様、径が太くHigh flow typeのIPVには不確実である点やアプローチ部位が不確定で時に潰瘍部や

```
利点：
    ・外来治療で施行可能
    ・内果付近、外側コンパートメント部の穿通枝静脈にも可能
欠点：
    ・深部静脈に流入してしまうリスク
    ・伴走動脈に注入してしまうリスク
    ・径が太く High flow type の IPV には不確実
    ・アプローチ部位が不確定
```

図3　UGSの利点と欠点

脂肪硬化部を穿刺せざるを得ない点も挙げられる。

6-2-5. まとめ

　SEPSに関して言えば、本邦ではその術式がかなり洗練されてきており、その確実性、安全性等を評価され2014年4月に保険収載されるにまで至っている。しかしながら、世界的に考えるとSEPSは過去の術式とされている傾向にあり、それに替わるように出てきたのが、より簡便な手技としてのPAPsとUGSである。

　ただ現時点ではPAPs、UGSは外来治療で完結できるという利点も多いが、今後改良の余地のある手技であると思われる。その安全性、確実性から考えると内視鏡下のアプローチのほうが臨床的価値はより高いと思われる。おそらく今後も一般的な下肢静脈瘤の治療は外来治療中心になっていくという傾向は変わらないと思われるが、基本的にはいかなる手技を選択するにせよ、まず超音波ドップラー検査(duplex scan)にてIPVの部位、性状を正しく診断し、その上で個々の臨床的病態、患者背景、術者の技量等をすべて考慮した上で、どの手技が最適なのかを選択する必要があると思われる。

参考文献

1) Hingorani AP1, Ascher E, Marks N, Shiferson A, Patel N, Gopal K, Jacob T. Predictive factors of success following radio-frequency stylet (RFS) ablation of incompetent perforating veins (IPV). J Vasc Surg. 2009 Oct; 50(4): 844-8
2) Lawrence PF, Alktaifi A, Rigberg D, DeRubertis B, Gelabert H, Jimenez JC. Endovenous ablation of incompetent perforating veins is effective treatment for recalcitrant venous ulcers. Vasc Surg. 2011 Sep; 54(3): 737-42
3) Masuda EM, Kessler DM, Lurie F, Puggioni A, Kistner RL, Eklof B. The effect of ultrasound-guided sclerotherapy of incompetent perforator veins on venous clinical severity and disability scores. J Vasc Surg. 2006 Mar; 43(3): 551-7
4) O'DonnellTF. The role of perforators in chronic venous insufficiency. Phlebology. 2010 Feb; 25(1): 3-10
5) Hafner F, Froehlich H, Gary T, Brodmann M. Intra-arterial injection, a rare but serious complication of sclerotherapy. Phlebology. 2013 Mar; 28(2): 64-73
6) Coleridge Smith P. Foam and liquid sclerotherapy for varicose veins. Phlebology. 2009; 24 Suppl 1: 62-72

あとがき

　日本におけるSEPS（内視鏡下筋膜下不全穿通枝切離術）は、直達式不全穿通枝切離術（いわゆるLinton手術）による皮膚合併症を経験し、これに代わる治療法を模索しているなかで、当時普及しつつあった内視鏡手技を応用することを考えた外科医によってはじめられました。現在はSEPSという呼称が定着しましたが、当初は使用する内視鏡器具も様々で術式はもとより呼称も各施設で異なっていました。但し共通するコンセプトは正常皮膚部よりアクセスし、皮膚病変部に侵襲を加えず、その皮下に存在する穿通枝を処理することにより、うっ滞性皮膚炎の鎮静化を図ることでありました。このコンセプトに沿った治療法を発表していたが、お互いには既知ではなかった外科医同士が学会場で声を掛けあい始まったのが現在の内視鏡下静脈疾患治療研究会（以下、JSEPS）で、2002年9月東京の京王プラザホテルで第1回の研究会が開催されました。この研究会が日本内視鏡外科学会の公認を得られたことから、毎年秋に開催される日本内視鏡外科学会総会に合わせて、以後年1回開催されてきました。

　当初研究会では、お互いの術式や診断法、症例紹介が主でありましたが、研究会が中心となって術式改善を図るとともに、長期臨床成績を検討する中で、SEPSを一般治療法として周知する必要があるとの結論に達しました。そこでこの治療法の普及のためJSEPSの活動目標を保険収載としましたが、具体的な道筋は描けず、暗中模索の状況でありました。しかし、ここで断念しては本術式の消失につながるとの危機感からJSEPSの活動を継続した結果、2009年5月「内視鏡下筋膜下不全穿通枝切離術」として先進医療認可され、更に2014年4月より「内視鏡下下肢静脈瘤不全穿通枝切離術」として保険収載されました。この間の経緯は巻頭の松本純夫先生の「はじめに」をご参照ください。

　下肢静脈瘤を専門とする施設において、うっ滞性皮膚炎・潰瘍は避けて通れない疾患であります。表在静脈に対する処置のみでうっ滞性皮膚炎が改善できなかった症例においては、SEPSが残された選択肢であり、今後この術式を備える施設の増加が予想されます。

　JSEPSの現在の目標は、下腿うっ滞性皮膚炎における不全穿通枝の関与の確実な診断法確立と、これを安全に切離できるSEPS術式の普及でありますが、他により低侵襲かつ確実に不全穿通枝を切離する術式が考案されれば、特にSEPSに固執しているわけではありません。現在SEPS以外に選択可能な不全穿通枝処理法としては硬化療法、レーザー治療、ラジオ波治療などが挙げられますが、現時点では不全穿通枝切離の確実さと手術侵襲度、長期成績よりSEPSが一歩秀でているのが現状であります。そこで、この本を参考とされた先生方が、われわれがたどった合併症や古い術式の困難を経験することなく本術式を習得されることで、SEPSの安全な普及に少しでもお役に立つことを、研究会会員一同祈念いたしております。

2016年1月　　日本内視鏡外科学会公認　内視鏡下静脈疾患治療研究会会長　**春田直樹**

内視鏡下筋膜下不全穿通枝切離術　内視鏡を用いる下肢静脈瘤手術

2016年1月21日　初版第一刷発行

発　行　元	———	株式会社東京法規出版
		〒113-0021　東京都文京区本駒込2-29-22
		TEL（03）5977-0300
監　　　修	———	内視鏡下静脈疾患治療研究会（JSEPS）
編　　　集	———	国立病院機構東京医療センター名誉院長　松本純夫
		たかの橋中央病院血管外科部長　春田直樹

ISBN 978-4-924763-44-9

定価はカバーに表示してあります

無断転載を禁じます